Fink

Schlucken Sie nicht alles!

Fragen Sie lieber Ihren Apotheker

Erika Fink

Schlucken Sie nicht alles! Fragen Sie lieber Ihren **Apotheker**

S. Hirzel Verlag

Bibliografische Information der Deutschen Nationalbibliothek
Die Deutsche Nationalbibliothek verzeichnet diese Publikation in der Deutschen Nationalbibliografie; detaillierte bibliografische Daten sind im Internet unter https://portal.dnb.de abrufbar.

ISBN 978-3-7776-2722-9 (Print)
ISBN 978-3-7776-2723-6 (E-Book, PDF)

Birkenwaldstraße 44, 70191 Stuttgart

Printed in Germany

Satz: abavo GmbH, Buchloe
Druck und Bindung: Kösel, Krugzell
Umschlaggestaltung: deblik, Berlin
Umschlagabbildung: Alexander Raths/adobe.stock.com

www.hirzel.de

Inhalt

Apotheken sind etwas Besonderes

Fragen Sie Ihren Apotheker 11

Apotheken sind anders 17

Warum gibt es Apotheken? 25

Was haben die eigentlich gelernt? 33

Arzneimittel individuell hergestellt 39

Wir sind auch nachts und sonntags da 45

Arzneimittel und mehr

Arzneimittel aus Pflanzen
Heilkräfte der Natur 53

Arzneimittel aus dem Chemielabor
Heilmittel aus Menschenhand 61

Arzneimittel aus dem Bioreaktor
Lebendige Arzneimittelfabriken 67

Arzneimittel zum Impfen
Die natürliche Abwehr mobilisieren 75

Placebo
Aktivierung der Selbstheilungskräfte 83

Arzneimittel der alternativen Medizin
Andere Sichtweisen auf die Gesundheit 91

Arzneimitte für die Homöopathie
Geheimnisvolle Kügelchen 101

Arzneimittel bei Erkältung und Grippe
Nützlich oder nicht? 107

Arzneimittel, Nahrungsergänzungsmittel, Gesundheit
Die Verwirrung ist groß 113

Arzneimittel oder Rauschmittel?
Problem Cannabis 119

Illegale Arzneimittel im Internet (Reiner Herkner)
Online-Bestellungen mit Nebenwirkungen 127

Unsere Kunden: Sonderwünsche und Spezialfälle

Arzneimittel „für das Immunsystem"
Der Schlüssel zur dauerhaften Gesundheit? 137

Das vertrage ich nicht
Wenn sich der Körper gegen die Behandlung wehrt . . 143

Ihre Mitarbeit ist wichtig
Sie können zum Behandlungserfolg beitragen 151

Vom Hypochonder zur Medikalisierung
Wenn die Angst vor Krankheit uns beherrscht 159

Ein Gentest kann hilfreich sein
Personalisierte Medizin und stratifizierte Arzneimitteltherapie 169

Arzneimittel für Kinder
Kleine Patienten, große Fragen 177

Arzneimittel für zwei
Besonderheiten in der Schwangerschaft 183

Arzneimittel im Alter
Der Körper verändert sich im Lauf des Lebens 191

Von der Gewöhnung zur Abhängigkeit
Die Gefahr besteht durchaus 197

Das Gesundheitssystem

Arzneimittel und kein Plan
Wer behält die Übersicht? 205

Arzneimittel als Ware
Am besten im Sonderangebot? 211

Es muss für alle reichen
Rabattverträge als Problemlöser? 217

Probleme mit der Lieferung? Wir können nichts dafür
Da wird der Schubladenzieher zum Problemlöser 225

Sind Sie ein mündiger Patient?
Welche Vorstellung haben Sie von „Gesundheit"? 231

Wie könnte die Zukunft aussehen? 239

Apotheken sind etwas Besonderes

Fragen Sie Ihren Apotheker

Den Satz: „Zu Risiken oder Nebenwirkungen fragen Sie Ihren Arzt oder Apotheker" haben Sie tausendfach gehört oder gelesen. Und? Haben Sie gefragt? Wenn nein, warum nicht?

Vor Ihnen steht ein Experte, der alles über Ihr Arzneimittel weiß oder ganz schnell in Erfahrung bringen kann. Er könnte Ihnen alles sagen, was in Ihrem Fall von besonderer Wichtigkeit ist, und Sie nutzen die Chance nicht? Wissen Sie schon alles? Interessiert es Sie gar nicht? Haben Sie Angst vor der Antwort? Ist Ihnen die Fragerei unangenehm? Oder trauen Sie diesem Menschen nicht, der sich selbst Heilberufler und Arzneimittelfachmann nennt, aber von Außenstehenden mit den Bezeichnungen „Pillendreher", „Giftmischer", „Schubladenzieher" und „Sklave der Pharmaindustrie" belegt wird?

Ich denke, es lohnt sich, die Institution Apotheke – und ihre Bedeutung für unsere Gesundheit – einmal genauer zu betrachten. Schließlich gibt es Apotheker schon seit 800 Jahren und sie sind immer noch nicht ausgestorben. Im Gegenteil, sie sind recht beliebt. Apotheker nehmen regelmäßig einen Spitzenplatz ein, wenn nach den Berufsgruppen gefragt wird, die in der Bevölkerung eine hohe Wertschätzung genießen. Sie scheinen für die Gesellschaft einen Nutzen zu haben, auch wenn sie in den Medien und bei manchen Politikern oft nicht gut wegkommen. Das wollen wir hier gar nicht erörtern. Manchmal wird unser Sachverstand aber doch anerkannt, zum Beispiel in dem Satz „Fragen Sie ihren Arzt oder Apotheker", der Eingang in die Gesetzgebung gefunden hat.

Geht es Ihnen auch so – Sie nehmen an, die öffentliche Apotheke sei der einzige Arbeitsplatz für Apothekerinnen und Apotheker? Mehr für Apothekerinnen, denn sie sind mittlerweile in der Überzahl. Aber längst nicht alle Personen, die Pharmazie studieren, finden sich später in der öffentlichen

Apotheke wieder. Ein großer Teil arbeitet in der Pharmaindustrie, viele in Krankenhäusern, auch in Forschung und Lehre an Universitäten, in der Verbraucherberatung, in Krankenkassen, Zulassungsbehörden, Anwaltskanzleien, Gesundheitsämtern, Ministerien und Aufsichtsbehörden.

Diese Personen haben für Sie im täglichen Leben allerdings weniger Bedeutung. Ihr Bild vom Apotheker wird bestimmt von den Apothekerinnen und Apothekern in der öffentlichen Apotheke. Ich werde sie jetzt einfach alle „Apotheker“ nennen. Schließlich ist nicht das Geschlecht entscheidend für ihre Bedeutung, sondern die apothekerliche Leistung. Was das angeht, wird der Apotheker mehrmals täglich vor fast unlösbare Aufgaben gestellt. Er darf oft nicht tun, was er könnte, muss tun, was ihm widerstrebt und muss einfache Hilfeleistungen aus juristischen Gründen verweigern.

Ein junger Mensch wählt in vielen Fällen das Studienfach Pharmazie, weil er naturwissenschaftlich interessiert ist. Vermutlich ist Chemie eines seiner liebsten Fächer, oder auch Biologie oder beides. Und die Wirkung chemischer Stoffe auf biologische Systeme ist schon ein spannendes Thema. Nun lernt der Pharmaziestudent alles über Arzneimittel, ihre Herkunft, Entwicklung, Synthese, Wirkungen, Nebenwirkungen, chemische Formeln, verschiedene Arzneiformen, Haltbarkeit, Verträglichkeit, Aufnahme in den und Ausscheidung aus dem Körper, Wirkungsdauer, Wirkungsmaximum, Dosierung und Beurteilung ihres Nutzens. Und das ist noch längst nicht alles.

Dann kommt er als Anfänger in die Apotheke. Er weiß, dass er den größten Teil der Menschheit mit seinem Wissen beglücken – ja sogar vor manchem Abgrund retten – könnte, und was verlangt man von ihm?

Ein Beispiel gefällig: „Bitte Schmerztabletten, aber ganz billig, bei meinem großen Konsum kann ich mir keine teuren leisten.“ Auf seine Frage, die ein Beratungsgespräch einleiten soll: „Um welche Schmerzen handelt es sich denn?“, kann die Antwort schlimmstenfalls heißen: „Das kann Ihnen doch egal sein. Und machen Sie schnell, ich muss zur Arbeit."

Praxisschock nennt man das. Aber so geht das nicht den ganzen Tag. Viele Kunden sind wirklich dankbar für eine Beratung. Außerdem gibt es immer wieder Situationen, in denen nicht allein Arzneimittelwissen gefragt ist, sondern Problemlösung. Und so sieht das dann aus:

Ein Patient hat von verschiedenen Ärzten Arzneimittel verschrieben bekommen und möchte wissen, ob sie sich miteinander vertragen. Der Patient hat alle Beipackzettel gelesen und sich schon fast entschlossen, gar nichts einzunehmen. Wir werden länger mit ihm reden müssen, ganz besonders, wenn sich wirklich Probleme mit der Verträglichkeit ergeben. Aber wer soll die Fragen beantworten, wenn nicht der Apotheker?

Ein anderer will sein Blutdruckmittel ohne Rezept haben, das müssen wir ablehnen. Er muss vorher zum Arzt gehen. Auch daraus ergibt sich eine längere Diskussion, aber wir geben nicht nach. Der nächste kommt mit einem Rezept vom Hautarzt und kann gar nicht verstehen, dass es drei Stunden dauert, bis die verschriebene Salbe von uns hergestellt ist. Wir erklären, dass es eben nicht darum geht „ein paar Sachen zusammenzurühren", sondern ein wirksames, haltbares und qualitätsgeprüftes Arzneimittel herzustellen.

Ein Patient beklagt, dass der Arzt ihm partout die Mittel nicht aufschreibt, von denen er – der Patient – weiß, dass sie ihm als Einzige helfen. Seine Ansage: „Wenn Sie mir nur das geben können, was auf dem Rezept steht, werfe ich es in den Müll und nehme gar nichts ein." Auch hier müssen wir reden, aufklären und hoffentlich überzeugen.

Dann bittet uns jemand, ihm doch sein Thrombosemittel zu spritzen, weil er Angst hat, sich zu stechen. Das dürfen wir allerdings nicht, das ist in Deutschland eine ärztliche Tätigkeit, keine apothekerliche. Er kann sich die erste Spritze aber in unserem Beratungsraum in unserem Beisein geben. Da ist die

Angst meist nicht so groß, und nach dem ersten Erfolg geht es dann auch zuhause.

Anschließend kommt noch eine junge Frau mit einem roten schmerzenden Auge, die wir an den Augenarzt verweisen müssen. Wir rufen für sie beim Arzt an, bekommen wirklich noch einen Termin für heute und freuen uns, dass das so gut geklappt hat.

Jetzt fragt jemand nach empfohlenen Impfungen für eine Reise nach Afrika. Den Plan können wir leicht erstellen, für die Verschreibung und die Impfungen muss er aber zum Arzt. Er schimpft darüber, doch das können wir ihm nicht abnehmen.

Zwischendurch versorgen wir die Patienten, die mit einem Rezept aus der Arztpraxis kommen, und müssen einigen mitteilen, dass es ein Problem mit der Lieferbarkeit gibt. Das bedeutet für uns, dass wir erst einmal bei verschiedenen Großhandlungen nachfragen, ob nicht doch noch etwas zu bekommen ist. Dann fragen wir in befreundeten Apotheken, ob sie vielleicht das Mittel haben, und wenn gar nichts zu machen ist, rufen wir den Arzt an, ob er ein anderes Mittel verschreibt. Das ist für alle Seiten nicht schön, aber wir haben unser Möglichstes getan.

Anderen Patienten müssen wir erklären, dass sie schon wieder ein anderes Arzneimittel als das verordnete bekommen, wegen der Rabattverträge. Der Patient bekommt nicht unbedingt das Arzneimittel, das der Arzt verschrieben hat, sondern eines, das seine Krankenkasse vertraglich mit einer Pharmafirma ausgehandelt hat. Die Arzneistoffe sind identisch, aber da es jeweils andere Hersteller sind, sehen die Packungen anders aus. Das trägt viel zur Verunsicherung bei, besonders bei älteren oder sehr ängstlichen Patienten.

Und ganz häufig helfen wir den Menschen, die mit verschiedensten gesundheitlichen Beschwerden zu uns kommen, das richtige Mittel zur Selbstbehandlung zu finden. Es ist gar nicht so selten, dass sie später noch einmal vorbeikommen und Dankeschön sagen.

So ist das in der öffentlichen Apotheke. Wir sind naturwissenschaftlich ausgebildet und geprägt, sozusagen am Reagenzglas, und dann treffen wir auf lebendige Menschen. Die haben ihre eigene Sicht der Dinge und wünschen sich von uns Problemlösung auf einer ganz anderen Ebene. Wir haben gelernt, wissenschaftlich-logisch zu argumentieren. Unser Gegenüber überzeugen wir aber nur, wenn es uns das, was wir sagen, glaubt. Dazu brauchen wir mehr als logische Argumente, mindestens Empathie, Augenblicke der vollen Zuwendung, ein verständnisvolles Gespräch – und eine Portion Humor ist auch hilfreich.

Für jeden Apotheker stellt sich irgendwann die Frage, ob er das leisten will und kann. Wenn ja, ist Apotheker einer der schönsten Berufe überhaupt, wenn nein, wird er in der öffentlichen Apotheke unglücklich oder merkwürdig – oder beides.

Apotheken sind anders

Wenn Sie durch eine Stadt gehen, sehen Sie in der Regel viele Apotheken. Haben Sie nicht manchmal den Eindruck, dass die alle mehr oder weniger gleich aussehen?

Das ist kein Zufall. Für Apotheken gibt es viele Vorschriften und Verbote in Bezug auf das Angebot und den Verkauf ihrer Waren. Darüber hinaus sind bestimmte Räumlichkeiten vorgeschrieben, in denen verschiedene Aufgaben erledigt werden. Die muss jede Apotheke haben. Auch die Mindestgröße einer Apotheke ist festgelegt und darf nicht unterschritten werden. Das alles wirkt sich auf ihr Erscheinungsbild aus. Davon merken Sie natürlich nichts, wenn Sie Ihre Arzneimittel in der Apotheke kaufen; Sie betreten ja nur den Verkaufsraum, den die Apotheker traditionell Offizin nennen. Bildlich gesprochen ist er aber nur die Spitze des Eisbergs, der Rest ist für die Kunden nicht sichtbar.

Deshalb lade ich Sie jetzt zum Besuch in einer Apotheke ein. Von der Straße aus sehen wir die Schaufenster. Darin sind wahrscheinlich verschiedene Produkte ausgestellt, die in der Apotheke verkauft werden dürfen. Sie haben richtig gelesen: dürfen. Das Warenangebot einer Apotheke bewegt sich zwischen „müssen“ und „dürfen“.

Arzneimittel zum Beispiel „müssen“ in jeder Apotheke vorrätig sein. Selbstverständlich nicht alle Arzneimittel, die es gibt, obwohl das die Kunden gern hätten. Aber sehen Sie das doch einmal von der anderen Seite: Arzneimittel haben ein Verfallsdatum. Schon das spricht gegen die Lagerhaltung von Mitteln, die man nur einmal im Jahr braucht. Oder kaufen Sie gern Medikamente, die immer kurz vor dem Verfall stehen?

Wir „müssen“ aber von den Arzneimitteln, die wir erfahrungsgemäß häufig brauchen, einen ordentlichen Vorrat haben. Er soll für etwa eine Woche reichen. Welche Arzneimittel das sind, unterscheidet sich von Apotheke zu Apotheke. So wird eine Apotheke, die ein Altersheim versorgt oder hauptsächlich ältere Kunden hat, ein anderes Sortiment führen als eine Apotheke mit vorwiegend jüngerer wechselnder Kundschaft. Die Arzneimittel, die von Ärzten in der Umgebung gern verschrieben werden, bestimmen das Sortiment mit. Zwingend vorgeschrieben ist darüber hinaus, dass bestimmte Arzneimittel für Notfälle in jeder Apotheke vorrätig sind. Dazu gehören zum Beispiel Präparate, die bei Vergiftungen oder bestimmten Infektionen sofort verabreicht werden müssen, aber auch Kortisonspritzen und Arzneimittel gegen stärkste Schmerzen.

Das können Sie bei dem Besuch in der Apotheke jedoch nicht sehen, denn alles liegt in Schubladen, Schränken und Kühlschränken. Und obwohl viele Medikamente vorrätig sind, muss immer wieder etwas extra bestellt werden. Das kann daran liegen, dass wir es zuvor nicht oder nur selten gebraucht haben oder dass es gerade verkauft worden ist. In vielen Fällen haben wir das Mittel zwar, dürfen es Ihnen auf ein Rezept aber nicht geben, weil Ihre Krankenkasse einen Vertrag mit einem anderen Hersteller hat. Diese Vertragsbindung der Krankenkassen an bestimmte Hersteller macht uns manchmal große Probleme. Die Verträge werden nur für einige Zeit abgeschlossen, dann gibt es neue Verträge und wir werden die „alten“ Produkte nicht mehr los. Wenn eine Apotheke viel davon auf Lager hat, hat sie eben Pech gehabt. Jetzt können Sie sicher verstehen, dass wir uns nicht so viel davon hinlegen.

Wir dürfen Packungen auch nicht auseinandernehmen und in Teilen verkaufen. Wenn Sie 50 Tabletten verschrieben bekommen und ich habe nur eine Packung mit 100, darf ich nicht mal eben 50 herausholen, Ihnen geben und den Rest dann dem nächsten Kunden verkaufen. Ich darf aber auch nicht 50 Tabletten eines anderen Herstellers nehmen, obwohl ich sie habe und Ihnen gleich geben könnte. Ich hoffe, Sie können sich nun langsam vorstellen, dass nicht alles so einfach ist, wie es aus Kundensicht manchmal aussehen mag.

Aber kommen wir vom „müssen“ jetzt einmal zum „dürfen“. Eine Apotheke „darf“ neben Arzneimitteln „apothekenübliche Waren“ anbieten. Ich will sie hier nicht aufzählen. Es sind Produkte, die Sie in jeder Apotheke in der Selbstbedienung finden: Tees, bestimmte Diätprodukte, Nahrungsergänzungsmittel, Pflaster, Verbandstoffe und Mittel zur Körperpflege. Apothekenpflichtige Arzneimittel dürfen wir nicht zur Selbstbedienung anbieten. Sie müssen dem Kunden immer vom Fachpersonal ausgehändigt werden, damit, wenn erforderlich, eine Beratung erfolgen kann, bevor das Mittel angewendet wird. Auch das trägt dazu bei, dass Apotheken mehr oder weniger gleich aussehen. Die rezeptpflichtigen Arzneimittel liegen in den Schubladen, die Medikamente, die ohne Rezept zu kaufen sind, können Sie sehen, aber nicht zugreifen, und in der Selbstbedienung finden Sie das so genannte Nebensortiment. Letztlich sind das Waren, die auch in anderen Geschäften verkauft werden könnten. Viele Hersteller verkaufen sie aber nur über Apotheken, um das Fachwissen des Personals für ihre Produkte zu nutzen.

Manchmal hat man allerdings beim Betreten einer Apotheke den Eindruck, dass man einen Kosmetik- oder Gesundheitsladen betritt, der in der Ecke auch ein paar Arzneimittel anbietet. Da kommt man schon mal ins Grübeln: Warum machen die das, verdienen die nicht genug mit Arzneimitteln? Das ist im Einzelfall schwer zu sagen. Für die rezeptpflichtigen Arzneimittel gibt es den einheitlichen Preis. Der schützt auf der einen Seite den Verbraucher, besonders den kranken, vor Wucherpreisen; andererseits verhindert er, dass die Apotheken bei freier Kalkulation so richtig viel verdienen können. Deshalb hat der Gesetzgeber den Apotheken erlaubt, Produkte zu verkaufen, bei denen sie den Preis selbst bestimmen können. Eine Mischkalkulation, so kann man es nennen. Doch wenn es im Nebensortiment Artikel gibt, die eine höhere Gewinnspanne haben als Arzneimittel, ist die Versuchung groß, lieber so etwas zu verkaufen. Es ist in jeder Hinsicht einfacher.

Aber das erwarten Sie doch gar nicht von einer Apotheke, richtig? Sie erwarten schnelle Versorgung mit Arzneimitteln, selbst wenn es kompliziert ist, Information und Beratung, kurze Wege, Nacht- und Notdienst, Botendienst und die Herstellung von Arzneimitteln, wenn es für einen speziellen Fall kein Fertigarzneimittel gibt. So sieht das der Gesetzgeber auch. Deshalb greift er immer wieder regulierend in unser Warenangebot ein, damit die Nebensachen nicht zur Hauptsache werden.

Bei unserem Besuch dürfen wir ausnahmsweise einmal die hinteren Räume einer Apotheke betreten. Vermutlich sehen wir einen oder mehrere Lagerräume, ein Nachtdienstzimmer, ein Laboratorium und eine so genannte Rezeptur (dazu gleich mehr).

Die Lagerräume sind nicht besonders spektakulär, da liegen die Arzneimittel, die im Verkaufsraum keinen Platz finden. Es muss ausreichend Raum zur kühlen Lagerung der Arzneimittel vorhanden sein. Dazu hatte man früher einen Keller, heute gibt es Klimaanlagen und Kühlschränke. Viele Apotheken haben auch schon ein vollkommen abgeschlossenes Warenlager, aus dem die Ware automatisch entnommen wird. Gesteuert wird das über die Kassencomputer im Verkaufsraum.

Für das Nachtdienstzimmer genügt ein kurzer Blick. Es ist für den Nachtdienst vorgesehen und darf keinem anderen Zweck dienen.

Das Labor ist ein richtig klassisches Labor mit Reagenzgläsern, vielen Chemikalien, den Reagenzien, Apparaturen zur Bestimmung von Schmelzpunkt und Brechungsindex, Dichte, Flammenfärbung. Es gibt Gerätschaften zur Gehaltsbestimmung und viele Glasgeräte, die manchmal nur einem einzigen Zweck dienen. Im Labor prüfen wir die Stoffe, die wir einkaufen, um Arzneimittel selbst herzustellen. Dabei handelt es sich sehr oft um weiße Pulver, weiße Salben und farblose Flüssigkeiten, bei denen theoretisch eine Verwechslungsgefahr besteht. Deshalb werden sie im Labor geprüft, mit einer apothekeninternen Chargenbezeichnung und einem Verfallsdatum versehen, in den dafür vorgesehenen Schrank gestellt – und alles wird dokumentiert. Das sind zeitraubende Arbeiten, aber sie sind wichtig für die Arzneimittelsicherheit, und diese muss unser oberstes Ziel sein. Die Laborarbeit kann mittlerweile schon zum großen Teil von Automaten übernommen werden, sie sind aber noch sehr teuer. Unsere Gerätschaften dagegen liegen griffbereit. Allerdings sind bei dieser Art der Prüfung die Personalkosten höher. Dennoch wird sich die Entwicklung Richtung Automat fortsetzen, denke ich.

Und jetzt kommt noch das Herzstück einer Apotheke, die Rezeptur. Nein, das ist nicht der Raum, in dem das meiste Geld verdient wird. Es ist der Raum, in dem Arzneimittel hergestellt werden. Sie kennen das eventuell vom Hautarzt, der Ihnen einmal eine Salbe oder Flüssigkeit aufgeschrieben hat, die es nicht als Fertigprodukt gibt. In vielen Apotheken dürften die meisten Rezepturen von Hautärzten kommen; in unserer Apotheke wechselt das allerdings. Mal sind es Hautärzte, die viel anfertigen lassen, mal sind es Kinderärzte. Für kranke Kleinkinder gibt es viele Medikamente zum Einnehmen nicht in der passenden Dosierung. Sie in solcher Dosierung herzustellen lohnt sich auch nicht für die Industrie, dafür gibt es zu wenige Patienten. Hinzu kommt, dass die Dosis dem Wachstum der Kinder angepasst werden muss; sie ändert sich also ständig. Da sind echte Handarbeit und Maßarbeit unverzichtbar. Das übernehmen dann öffentliche Apotheken.

In der Rezeptur befinden sich viele apothekentypische Gerätschaften wie Kapselmaschinen, Zäpfchenformen, Bechergläser, verschiedene Waagen, Mörser, das sind die typischen „Rührschüsseln“ der Apotheken und Pistille, das sind die Rührer. Pillen, von denen wir den Namen „Pillendreher“ haben, machen wir schon lange nicht mehr, deshalb gibt es das so genannte Pillenbrett nur noch im Museum.

Die Räume, die wir jetzt gesehen haben, müssen in jeder öffentlichen Apotheke vorhanden sein. Dazu ist für die Gesamtheit aller Räume eine Mindestgröße vorgeschrieben. Es gibt auch Vorgaben für die Ausstattung der Räume. Das ist aber nur die Mindestausstattung; größer, besser und komplizierter darf alles sein. Und oft muss es das auch sein. Zum Beispiel wenn eine öffentliche Apotheke ein Krankenhaus oder Altenheim mit Arzneimitteln versorgt, wenn sie sterile Arzneimittel herstellt wie Augenarzneimittel oder Infusionen für die Chemotherapie, wenn sie eine Erlaubnis zum Umpacken von Arzneimitteln hat, wenn sie eine Versandapotheke ist oder wenn sie einfach Platz braucht, um die vielen Kunden zu versorgen, die täglich kommen.

Zum Eröffnen einer Apotheke braucht man eine behördliche Erlaubnis. Eine Voraussetzung ist der Nachweis der Räumlichkeiten. Ob sie erfüllt ist, wird laufend durch die Behörde kontrolliert. Zu uns in Hessen kommen Beamte des Regierungspräsidiums Darmstadt, in anderen Ländern übernehmen es zum Teil die Apothekerkammern. Das alles ist keine Schikane, sondern es dient der Arzneimittelsicherheit und damit Ihrer Gesundheit. Alle öffentlichen Apotheken müssen dieselben Leistungen erbringen. Es spielt keine Rolle, wo in Deutschland Sie ein Arzneimittel beziehen, alle haben dieselbe Qualität, alles auf Rezept hat denselben Preis, es ist immer nachts und sonntags eine Apotheke erreichbar und der Verkauf erfolgt immer durch Personal, das für eine fachliche Information und Beratung qualifiziert ist.

„Ganz schön viel Aufwand, wo ich doch nur ein paar Kopfschmerztabletten kaufen wollte", werden Sie jetzt vielleicht sagen. Das mag im Einzelfall stimmen. Aber genauso, wie wir eine Mischkalkulation haben mit unseren rezeptpflichtigen Arzneimitteln und unserem Nebensortiment, haben wir auch eine Mischkalkulation – so nenne ich das jetzt mal – bei unseren Kundenkontakten. Wenn ein Kunde die Apotheke betritt, weiß ich ja nicht, wie viel Zeit und Zuwendung ich investieren muss. Es kann sein, dass er einen Wunsch hat, der in wenigen Minuten zu erfüllen ist, es kann aber auch sein, dass Problemlösung gefordert ist. Das ergibt sich oft erst im Lauf des Verkaufsvorgangs. Ich frage zum Beispiel, ob zu dem eben verlangten Arzneimittel noch andere regelmäßig eingenommen werden und bekomme zur Antwort: „Ja, und ich habe ein bisschen die Übersicht verloren. Könnten Sie mir bitte sagen, wie ich das alles einnehmen soll? Am besten schreiben Sie es mir auf. Außerdem wird mir nach den einen Tabletten immer ein bisschen übel. Kann ich die weglassen?“ Und schon sind wir mitten in einem aufwendigen Beratungsgespräch, das einige Zeit in Anspruch nehmen wird.

Extra bezahlt werden wir dafür nicht. Das wird über den Arzneimittelpreis abgegolten, den wir allerdings nicht selbst bestimmen dürfen. Sehr vereinfacht könnte ich sagen, dass ich bei den Kunden, die schnell bedient sind, Zeit spare, um sie für die zu verwenden, die mehr Zeit in Anspruch nehmen.

Es ist ja das Besondere in der Apotheke, dass der Patient, der ein Arzneimittel kauft, nicht wirklich frei in seiner Entscheidung ist. Er kauft ein Medikament schließlich nicht wie ein Lebensmittel, das er jetzt gern essen möchte, sondern weil er Beschwerden oder Krankheiten behandeln muss. Es steht also ein Zwang dahinter. Er kann nicht in jedem Fall sagen: „Es geht auch ohne.“ Und wenn ein Arzneimittel von einem Arzt verordnet wird, hat der Patient keine Wahlfreiheit. Der Arzt bestimmt, welcher Wirkstoff in Frage kommt, und die Krankenkasse bestimmt in vielen Fällen, von welchem Hersteller das Arzneimittel sein muss. Das Recht dazu glaubt sie zu haben, weil sie es ja bezahlt. Letztlich bezahlt es der Patient über seinen Krankenkassenbeitrag. Aber auch das stimmt nur bedingt. Es zahlt eben nicht jeder für seinen eigenen Bedarf, sondern alle zahlen für alles. Und das Geld aus diesem Topf muss sowohl für die sehr teuren Arzneimittel mancher Patienten als auch für die recht preiswerten der Anderen reichen. Also auch hier gibt es wieder eine Mischkalkulation, besser gesagt: Solidargemeinschaft.

Der Verbraucher = Patient bestimmt in diesem System nicht, was er bekommt, und er zahlt auch nicht unmittelbar.

Der Verkäufer, also die Apotheke, ist gebunden an gesetzliche Bestimmungen und keineswegs frei in der Gestaltung des Angebots oder gar der Werbung. Deshalb können in diesem System die gewöhnlichen Gesetze der Marktwirtschaft nicht gelten. Trotzdem muss es kein schlechtes System sein. Aber es hat seine eigenen – komplizierten – Gesetzmäßigkeiten. Die muss man berücksichtigen, wenn man das System erhalten will. Einfach ist es nicht. Wie schon anfangs gesagt: Apotheken sind anders.

Warum gibt es Apotheken?

Seit es Menschen gibt, gibt es auch verletzte und kranke Menschen und Versuche, diese Menschen zu heilen.

Schon in der Antike besorgten das heilkundige Personen auf recht hohem Niveau. Aus Griechenland, Ägypten, dem Zweistromland und dem römischen Reich ist das überliefert. Oft fanden diese Personen Schüler, die sich der Heilkunde widmeten. Sie verbesserten mit der Zeit ihr Wissen, gaben es weiter und sorgten dafür, dass Kranken geholfen wurde, soweit es mit dem Wissen und den Mitteln der jeweiligen Zeit möglich war.

Der Bedarf an Heilkundigen war zu allen Zeiten groß. Dafür sorgten gefährliche Lebens- und Arbeitsbedingungen, Katastrophen, Epidemien und Kriege sowie schlechte hygienische Verhältnisse. Allerdings herrschte früher große Unwissenheit über die Entstehung von Krankheiten.

So war es kein Wunder, dass erfolgreiche Heiler großen Zulauf hatten und dass sie Geheimmittel und Wundermittel verabreichten, deren Zusammensetzung nur sie kannten. Es war auch nicht immer klar, ob sie ihren Patienten helfen wollten oder ausschließlich ihren eigenen Ruhm und ihr Einkommen vermehren. Und wenn andere – sagen wir mal Konkurrenten – die Zusammensetzung der Geheimmittel nicht kannten, dann erfanden sie eben ihre eigenen und priesen sie als besser an. Natürlich gab es viele Fälschungen auf diesem unübersichtlichen Markt. Man hatte ja gar keine Möglichkeit, die genaue Zusammensetzung der Mittel aufzuklären und zu kontrollieren.

Besonders fatal war bis ins Mittelalter, dass derjenige, der die Krankheit diagnostizierte, auch das Mittel herstellte und verkaufte, das dagegen helfen sollte. Man kann sich leicht vorstellen, wie ausgeliefert ein einfacher Mensch dieser Zeit einem solchen Heiler war. Besonders wenn es dessen einziges Bestreben war, schnell reich zu werden.

Ein einschneidender und bis heute wirkender Eingriff in diesen „Gesundheitsmarkt“ wurde im 13. Jahrhundert von Stauferkaiser Friedrich II. vorgenommen. Er bestimmte, dass derjenige, der die Diagnose stellt und die Behandlung vorschlägt, nicht der sein darf, der an den verordneten Mitteln verdient. Das war faktisch die Trennung von Arzt und Apotheker, wie sie bei uns bis heute besteht. Ärzte stellen Diagnosen und legen die Behandlung fest, sie dürfen aber keine Arzneimittel verkaufen. Apotheker dürfen im Gegenzug keine Diagnosen stellen, sondern beschaffen die Arzneimittel oder stellen sie her. Zum Verkauf gehört die entsprechende Beratung, deshalb besteht für Arzneimittel – bis auf wenige Ausnahmen – Apothekenpflicht.

Übertretungen der Befugnisse hat es übrigens sowohl auf Arzt- als auch auf Apothekerseite zu allen Zeiten gegeben. Deshalb sah sich die Obrigkeit immer wieder zu Vorschriften gezwungen, die verhindern sollten, dass Heilkundige die Notlage von Patienten zu ihrem eigenen Vorteil ausnutzten.

Es ist bis heute so, dass im Verhältnis Arzt–Patient oder Apotheker–Patient der Patient meist die schwächere Position hat. Er ist krank, dadurch oft in seiner Autonomie eingeschränkt und auf fachkundige Helfer angewiesen. Wir sprechen zwar gern vom mündigen Patienten und meinen damit, dass ein Mensch heute genügend Bildung und Informationsmöglichkeiten hat, um sich sachkundig zu machen und selbst zu entscheiden. Er wird aber nicht in kurzer Zeit die Sachkunde eines Mediziners oder Pharmazeuten erlangen, die beide ein anspruchsvolles Studium abgeschlossen haben. Mit der Auswahl des richtigen Heilmittels ist er erst recht überfordert. Das ist ein Grund, weshalb es Apotheken gibt, ja geben muss.

In der Werbung werden oft Mittel zur Selbstbehandlung angepriesen, die den Anschein erwecken, wirksam und unschädlich zu sein. Sie sollen nicht nur gesund machen, sondern auch Körper und Geist in jeder Hinsicht verbessern können. Dabei handelt es sich in vielen Fällen gar nicht um Arzneimittel, obwohl oft der Anschein erweckt wird. Aus juristischer Sicht sind es Medizinprodukte, Lebensmittel, Nahrungsergänzungsmittel oder isolierte Stoffe aus Lebensmitteln. Die versprochene Wirkung ist nicht in gleicher Weise durch Studien belegt, kontrolliert und dokumentiert wie bei zugelassenen Arzneimitteln.

Wenn man das näher betrachtet wird klar, dass apothekerlicher Sachverstand nötiger ist denn je. Wer sonst hat so viel über die Wirkstoffe gelernt? Die Akteure auf dem Gesundheitsmarkt sind längst nicht mehr nur Ärzte und Apotheker. Nein, ganze Industriezweige beschäftigen sich damit, Gesundheitsmittel nicht nur an Patienten, sondern am besten auch an Gesunde zu verkaufen.

Der Ausdruck „Gesundheitsmarkt“ trifft hier voll zu, denn es gelten die Gesetze des Marktes. Der Käufer entscheidet, ob er ein Mittel kauft, ob es ihm den Preis wert ist und wie er es für sich nutzt. Der Verkäufer setzt einen Preis fest und es steht ihm frei, diesen an die Gegebenheiten des Marktes anzupassen. Wenn sich das Mittel nicht so gut verkauft oder die Konkurrenz groß ist, gibt er eventuell Rabatte. Wenn das Produkt begehrt ist, zum Beispiel Schlankheitsmittel vor dem Sommerurlaub, verstärkt er die Werbung und erhöht den Preis.

Ist das in Apotheken anders? Die Frage kann eingeschränkt mit ja beantwortet werden. Apotheken verkaufen nicht nur Arzneimittel, sondern auch andere Produkte wie Kosmetik, Nahrungsergänzungsmittel und Medizinprodukte. Auf diesem Sektor gibt es keinen Unterschied zu anderen Anbietern. Der Verkauf oder Kauf von Arzneimitteln weist allerdings gewisse Besonderheiten auf.

So kann sich der Kunde nicht selbst bedienen – wie im Lebensmittelgeschäft oder der Drogerie. Die Arzneimittel sind seinem Zugriff entzogen. Oft benötigt er sogar eine ärztliche Verschreibung, um ein Medikament überhaupt zu erhalten. In den anderen Fällen äußert er seinen Wunsch und muss sich dann erst einige Fragen gefallen lassen – zum Beispiel, wozu er das Mittel haben möchte und ob er noch andere Arzneimittel einnimmt. Danach überlegt der Apotheker, ob die Verwendung dieses Mittels in seinem Fall in Ordnung ist, ob ein anderes Mittel eventuell besser wäre und ob zusätzlich noch etwas getan werden kann. Es kann auch sein, dass er die Abgabe ablehnt mit dem Hinweis, dass der Betroffene dringend einen Arzt aufsuchen sollte, weil seine Beschwerden sich nicht für die Selbstbehandlung eignen.

An so einem Vorgang können Sie schon mehrere Besonderheiten dieses Berufs beobachten:

In der Apotheke werden Produkte verkauft, die nicht ungefährlich sind. Sie können Nebenwirkungen oder unerwünschte Wirkungen haben. Davor muss der Kunde geschützt werden. Das sollte nicht in der Weise geschehen, dass er das Produkt kauft, später auf dem Beipackzettel die unerwünschten Wirkungen liest und das Mittel dann wegwirft. Oder – auch das gibt es –, dass er sich sagt: „Das habe ich bezahlt, und jetzt wird es auch geschluckt, wird schon nicht so schlimm sein." Letzte Möglichkeit: Er liest gar nicht und schluckt einfach, schließlich hat er ja die Werbung im Fernsehen vor Augen und fühlt sich bestens informiert.

In der Apotheke soll die Eignung des gewünschten Produkts für eben diesen Käufer vor der Abgabe des Mittels geprüft werden, deshalb keine Selbstbedienung. Und Sie können noch etwas beobachten: Der Apotheker verkauft Ihnen unter Umständen das verlangte Medikament gar nicht. Nicht weil er keine Ware hat oder gerade keine Lust, etwas zu verkaufen, oder Sie nicht leiden kann. Nein, er sorgt sich um Ihre Gesundheit und ist der Meinung, dass die Einnahme dieses Medikaments im Augenblick für Ihre Gesundheit nicht gut ist.

Das wiederum macht er, weil er Angehöriger eines freien Berufs ist, wie auch Ärzte, Rechtsanwälte und Architekten, um nur einige Beispiele zu nennen. Angehörige dieser Berufe sind verpflichtet, ihr Fachwissen nicht an erster Stelle zu ihrem eigenen Nutzen, sondern zum Nutzen des Kunden einzusetzen. Im Fall der Apotheke heißt das: nicht das teuerste Mittel verkaufen (eigener Nutzen), sondern das für den Kunden in dieser Situation beste oder verträglichste oder preiswerteste – oder eben auch gar keines (Kundennutzen).

Freie Berufe zeichnen sich durch eine starke Reglementierung ihrer Mitglieder aus. Das soll verhindern, dass sie eine Notlage ihrer Klienten ausnutzen können, um übermäßig daran zu verdienen. So gibt es Gebührenordnungen – bei Ärzten, Anwälten und Architekten kennen Sie das –, aus denen hervorgeht, dass für die gleiche Leistung überall derselbe Preis bezahlt wird. Bei Krankheit kann dem Patienten nicht zugemutet werden, es dem Arzt zu überlassen, was er nach Gutdünken für die Behandlung in Rechnung stellt. Das Motto könnte dann etwa lauten: Je schlimmer die Krankheit ist oder auch nur empfunden wird, desto höher die Rechnung. Das wird durch Gebührenordnungen verhindert, sie dienen dem Schutz des Patienten.

Apotheker sind eine Besonderheit unter den Freiberuflern. Im Gegensatz zu den anderen hier genannten werden sie für Dienstleistungen nicht gesondert bezahlt, sondern müssen ihre Kosten durch den Verkauf von Waren, vorzugsweise Arzneimitteln, decken. Egal wie hoch die Kosten für Beschaffung, Beratung, Herstellung, Lagerung und Transport eines rezeptpflichtigen Arzneimittels sind, der Preis ist in jeder Apotheke gleich. So hat der Patient schnellen Zugang zum Arzneimittel und muss nicht erst Preisvergleiche anstellen, um dann zu entscheiden, wo er sein Arzneimittel holt.

Damit sind bestimmte Kalkulationsmodelle in der Apotheke von vornherein ausgeschlossen, die so aussehen könnten: Rezeptpflichtige Grippemittel 20 Euro, bei grassierender Grippe 50 Euro. Oder: starke Schmerzmittel 30 Euro, falls die nächste Apotheke sehr weit entfernt ist 100 Euro.

Weil für den Apotheker der Patientennutzen im Vordergrund stehen muss, hat er auch die Beratungspflicht, und Arzneimittel dürfen nicht in der Selbstmedikation angeboten werden. Das ist Verbraucherschutz, ganz einfach.

Bis 2004 galten gleiche Preise in allen Apotheken auch für frei verkäufliche Arzneimittel, also die, die man ohne Rezept kaufen kann. Dann wurde dafür die Preisbindung aufgehoben. Für rezeptpflichtige Arzneimittel besteht sie weiter. So kommt es, dass Sie für Ihre Kopfschmerztabletten oder Ihr Nasenspray in verschiedenen Apotheken verschiedene Preise zahlen. Es darf bezweifelt werden, ob das immer gut für Sie als Verbraucher ist. Und ob eine Apotheke, die wirksame Arzneimittel mit entsprechenden Nebenwirkungen zu Spottpreisen verkauft, es gut mit dem Verbraucher meint oder ob sie mehr ihren Gewinn im Auge hat, ist auch eine Überlegung wert. Gut mit dem Verbraucher meint sie es dann, wenn die Beratung gut ist und der Nutzen für die Gesundheit des Kunden im Vordergrund steht. Aber das muss sie sich leisten können. Bitte vergleichen Sie:

Apotheke 1
Kunde: Ich habe wohl eine Allergie, sehen Sie, es ist ganz rot. Geben Sie mir doch etwas dagegen.
Apotheker: Da gebe ich Ihnen Tabletten, die nehmen Sie aber nur abends, für tagsüber nehmen Sie noch eine Creme und am besten ein Sonnenschutzmittel. Ach ja, Kalziumtabletten wären auch nicht schlecht und eine Seife für sehr empfindliche Haut. Bezahlen müssen Sie das selbst, die Krankenkasse übernimmt es nicht.

Apotheke 2
Kunde: Ich habe hier eine Allergie, sehen Sie, es ist ganz rot. Geben Sie mir doch etwas dagegen.
Apotheker: Sind Sie sicher, dass das eine Allergie ist? Es könnte auch ein Ekzem sein oder Insektenstiche. Juckt es?

Kunde: Nein, es juckt kein bisschen, es ist ein stechender Schmerz, der ständig zunimmt, und die rote Fläche wird größer. Ich habe schon daran gedacht, eine Schmerztablette zu nehmen. Aber gibt es das, Hautschmerzen?
Apotheker: Schmerzen, sogar starke Schmerzen im Zusammenhang mit Hautveränderungen gibt es schon. Dann liegt aber eher keine Allergie vor. Sie müssen einen Arzt aufsuchen, heute noch. Kennen Sie einen, bei dem Sie heute noch einen Termin bekommen, oder können wir Ihnen helfen, einen zu finden?

Sicher wünschen Sie sich alle, im Ernstfall so behandelt zu werden wie in der zweiten Apotheke. Aber so etwas muss eine Apotheke sich leisten können, auch finanziell. Das sollte man im Kopf haben, wenn man von Apothekenpreisen spricht. Ein anderer Fall:

Apotheke 1
Kunde: Ich suche ein bestimmtes Mittel gegen Sodbrennen, habe es in der Reklame gesehen. Haben Sie das hier?
Apotheker: Natürlich, nehmen Sie am besten die große Packung, Sodbrennen kommt immer wieder, und die ist billiger.

Apotheke 2
Kundin: Ich suche ein bestimmtes Mittel gegen Sodbrennen, habe es in der Reklame gesehen. Haben Sie das hier?
Apotheker: Natürlich, aber erst sollten Sie mir sagen, ob sie andere Arzneimittel häufig einnehmen, das Mittel verträgt sich mit vielen anderen nicht.
Kundin: Ja, ich nehme ein Mittel gegen hohen Blutdruck und eines gegen Osteoporose, ich weiß auch die Namen.
Apotheker: Sehen Sie, dann scheidet das Produkt, das Sie haben wollten, schon aus. Aber ich habe ein anderes, das ge-

nauso wirkt und das Sie beruhigt nehmen können. Trotzdem ist ein Arztbesuch fällig, wenn die Beschwerden länger anhalten.

Wenn Sie jetzt, wieso auch immer, in eine Apotheke geraten sind, in der man Sie so gar nichts fragt, drehen Sie den Spieß einfach um und fragen Sie! Zum Beispiel: Sind Sie sicher, dass dieses Mittel gut für mich ist, ohne dass Sie wissen, was ich sonst noch so schlucke?

Und freuen Sie sich, dass es so viele Apotheken gibt. Dann kann jeder eine finden, die zu ihm passt.

Was haben die eigentlich gelernt?

Es gibt immer wieder Kunden, die glauben, dass Apotheker so eine Art Schmalspurärzte sind. Wenn die Arztpraxen geschlossen sind, geht man schnell mal in die Apotheke mit seinen Beschwerden. Manche meinen auch, dass man ein Rezept vom Arzt nur braucht, damit die Krankenkasse das Arzneimittel bezahlt. Wenn ich sage: „Für das Mittel brauchen Sie ein Rezept", bekomme ich als Antwort: „Machen Sie sich darüber keine Gedanken, ich bezahle das selbst."

Das hängt damit zusammen, dass man den Apotheker in vielen Fällen als Verkäufer sieht, der halt ein bisschen viel über seine Produkte lernen musste. Das mit dem vielen Lernen kann ich nur bestätigen. Apotheker haben nämlich kein halbes Medizinstudium absolviert, sondern ein ganzes Pharmaziestudium.

Die Berufe Arzt und Apotheker sind streng getrennt, obwohl die Werbung sie täglich in einem Atemzug nennt. Hintergrund ist, dass keiner von beiden sowohl Diagnosen stellen als auch die Mittel zur Behandlung verkaufen soll. Etwa nach dem Motto: je mehr Diagnosen, desto mehr Mittel zur Behandlung, desto höher ist der Verdienst. Also ist der Arzt mit Diagnose und Behandlung betraut und der Apotheker mit Herstellung, Beschaffung, Prüfung, Lagerung und Verkauf von Arzneimitteln einschließlich der erforderlichen Beratung.

Das Pharmaziestudium ist naturwissenschaftlich ausgerichtet. Es endet nach acht Semestern an der Universität mit dem zweiten Staatsexamen. Dann ist man zwar Pharmazeut, aber noch kein Apotheker. Nach dem zweiten Staatsexamen ist noch ein Jahr Praktikum zu absolvieren, das mindestens zur Hälfte in einer öffentlichen Apotheke stattfinden muss. Im Anschluss folgt ein drittes Staatsexamen, erst dann ist man Apothekerin oder Apotheker.

Bis dahin haben die Studenten auf jeden Fall sehr viel Chemie gelernt. Hauptzweck ist dabei nicht „Chemie an sich", sondern ihre Anwendung in der Pharmazie. Dazu muss aber ausführlich Grundlagenwissen vermittelt werden. Da gibt es analytische Chemie, die es ermöglicht, die Zusammensetzung eines Produkts zu erkennen, Verunreinigungen zu entdecken und den Grad der Reinheit zu definieren. Außerdem ist da das große Gebiet der synthetischen Chemie, die die Grundlage der Herstellung, Weiterentwicklung und Neuentdeckung vieler Arzneistoffe war und ist. Und ganz wichtig ist Biochemie, die ein Verständnis für das Zusammenwirken chemischer Stoffe und biologischer Strukturen ermöglicht. Dazu gehört nicht nur, aber auch die Arzneimittelwirkung. Kenntnisse auf diesem Gebiet sind die Voraussetzung für die Entwicklung von Arzneimitteln, die sehr gezielt an bestimmten Stellen des Körpers wirken können.

Intensives Lernen erfordert auch das Studienfach Pharmazeutische Biologie. Früher hieß das Fach Botanik, also Pflanzenkunde. Während des Pharmaziestudiums musste der angehende Apotheker Hunderte von Arzneipflanzen intensiv kennenlernen. Er lernte sie eindeutig zu identifizieren, machte sich mit den Inhaltsstoffen einschließlich der Wirkungen und natürlich der chemischen Struktur vertraut und lernte alles über die Arzneimittel, in denen diese Pflanzen verarbeitet sind. Das Fach Pharmazeutische Biologie hat in letzter Zeit eine so gewaltige Erweiterung erfahren, dass die Botanik keinen großen Raum mehr einnehmen kann, wenn man nicht das Studium verlängern will.

Heute gewinnen wir auch Arzneistoffe oder Teile davon aus Mikroorganismen, Tieren, Zellkulturen, möglicherweise genetisch manipuliert. Das erfordert Kenntnissen, die weit über die Botanik hinausgehen. Es gibt also eine Menge zu lernen, und es wird immer schneller immer mehr.

Ein weiteres Lehrfach ist das Fach „Pharmakologie und Toxikologie", also die Lehre von den Arzneistoffen und Giftstoffen. Der Übergang vom Arzneistoff zum Giftstoff ist in vielen Fällen fließend. „Allein die Dosis macht, dass ein Ding kein Gift ist", schrieb einst schon Paracelsus. In dem Fach geht es um die Wirkung von Arzneistoffen im menschlichen Körper. Wie wirkt ein Stoff, wo genau wirkt er, ist das seine einzige Wirkung, wie gelangt er an den Wirkort, wie lange wirkt er, wie wird er wieder ausgeschieden? Und dazu noch die spannende Frage: „Wirkt er bei jedem Menschen gleich?"

Diesem Thema kann man sich aber nicht nur von der naturwissenschaftlichen Seite nähern. Man braucht dazu auch medizinische Kenntnisse. Sie ahnen es schon: Pharmakologie ist ebenfalls ein Lehrfach für Medizinstudenten. Sie nähern sich dem Thema von der medizinischen Seite, die Apotheker von der naturwissenschaftlichen Seite. Letztlich sind beide Seiten zu berücksichtigen, wenn die Arzneibehandlung am Menschen erfolgreich sein soll.

Das heißt keineswegs, dass die Trennung Arzt/Apotheker wieder rückgängig gemacht werden sollte. Vielmehr sollten wir auf dem Gebiet der Therapie mit Arzneimitteln eine fallbezogene Zusammenarbeit Arzt/Apotheker anstreben. Davon würden viele Patienten profitieren.

Das jüngste Fach im Pharmaziestudium heißt „Klinische Pharmazie". Thema ist die Arzneimittelanwendung am Patienten und durch den Patienten. Denn wenn ein Patient sein Arzneimittel erst mit nach Hause genommen hat, trägt er die Verantwortung für die richtige Anwendung und den Therapieerfolg. Wir sprechen auch von „Patientenzentrierter Pharmazie". Und wir glauben, dass ein Patient genau das von einer guten Apotheke erwartet – den Patienten in die Lage zu versetzen, zum Therapieerfolg beizutragen.

Der dazu erforderlichen Zusammenarbeit Arzt/Apotheker stehen in Deutschland noch einige Hindernisse im Weg. Eins davon ist der erforderliche Datenaustausch, ohne den ein fallbezogenes Arbeiten nicht möglich ist. Aber seien Sie versichert, dass es genügend Apotheker gibt, die sich dem Thema widmen werden, wenn die Hürden einmal überwunden sind. In anderen Ländern wie den Niederlanden, Großbritannien, USA, Australien und in Skandinavien funktioniert es schon.

Ein wichtiges Studienfach für Apotheker habe ich bis jetzt aufgehoben, „Pharmazeutische Technologie". Vielleicht haben Sie bemerkt, dass in diesem Buch immer wieder die Begriffe Arzneistoff und Arzneimittel vorkommen. Das ist keineswegs dasselbe. Der Arzneistoff ist ein definierter Stoff, der letztlich eine erwünschte Wirkung auslöst. Man könnte meinen, er wäre das Wichtigste. So ganz stimmt das aber nicht. Um einen Arzneistoff zur Wirkung zu bringen, muss er in den allermeisten Fällen zu einem Arzneimittel verarbeitet werden. Nehmen wir als Beispiel einmal Diclofenac. Die meisten von Ihnen kennen diesen Stoff, der schmerzstillend und entzündungshemmend wirkt, als Bestandteil von Arzneimitteln. Als Arzneistoff ist er ein weißes Pulver.

Wenn Sie sich dieses Pulver auf die Haut streuen, passiert gar nichts; wird es zu einem Gel oder einer Salbe verarbeitet, entfaltet es zuverlässig seine Wirkung. Wenn Sie das Pulver essen müssten, um Schmerzen zu bekämpfen, würden Sie das nicht gern tun, glaube ich. Ich weiß schließlich, wie es schmeckt und staubt. Als Tablette oder Kapsel ist es dagegen leicht einzunehmen und weitgehend geschmacklos. Und Zäpfchen oder Injektionen nur aus Pulver geht schon gar nicht.

Hier beginnt die hohe Kunst der Apotheker. Arzneistoffe müssen in eine Form gebracht werden, die eine sichere und möglichst problemlose Anwendung ermöglicht. Arzneimittel enthalten auch nicht in jedem Fall nur einen Wirkstoff, oft werden Stoffgemische verabreicht. Dazu kommen dann noch Hilfsstoffe, die die verschiedenen Arzneiformen erst ermöglichen. Das können Fette und Fett-Wasser-Gemische bei Salben, Cremes und Zäpfchen sein, verschiedene Pulver bei Tabletten und Kapseln, Flüssigkeiten und Lösungsvermittler bei Tropfen, Ampullen und Säften, ganze Apparaturen bei Asthmasprays,

Kunststoffmembranen bei Arzneipflastern, die über Tage gleichmäßig den Arzneistoff freigeben, und vieles mehr.

All dies hat sich entwickelt aus dem Handwerk, das die Herstellung von Arzneimitteln bis weit ins 20. Jahrhundert noch war. Von eigenem Lehrfach an der Universität keine Spur. Das fing erst Mitte des 20. Jahrhunderts an. In letzter Zeit trägt das Fach den Namen „Pharmazeutische Technologie/Biopharmazie". Gelehrt wird nicht nur die Herstellung von Arzneimitteln, sondern auch die Freisetzung des Arzneistoffs aus dem Arzneimittel im Körper. Es genügt nämlich nicht, eine schöne, lange haltbare Tablette herzustellen, wenn nicht garantiert ist, dass sie im Magen und Darm den Arzneistoff schnell freigibt, so dass er in die Blutbahn und schließlich an den Wirkort gelangen kann.

Ich hoffe, Sie haben jetzt einen Eindruck vom Pharmaziestudium bekommen. Es muss wirklich viel gelernt werden, denn Apotheker arbeiten später an unterschiedlichen Stellen, und im Studium sollen für alles die Grundlagen gelegt werden. Dabei sitzen Pharmaziestudenten keineswegs den ganzen Tag im Hörsaal und lauschen ergriffen den Worten ihrer Professoren, vielmehr stehen sie viele Stunden täglich im Labor und sind mit Analysen, Messungen, Synthesen und Herstellung verschiedener Arzneiformen beschäftigt. Man kann dieses Studium wirklich einen Fulltime-Job nennen.

Was Sie an uns Apothekern wahrnehmen, den Kaufmann mit den Apothekerpreisen, das kommt im Studium gar nicht vor. Es betrifft ja auch nur die Apotheker in den öffentlichen Apotheken, alle anderen nicht. Und die, die es betrifft, müssen sich die notwendigen betriebswirtschaftlichen Kenntnisse nach dem Studium aneignen.

Arzneimittel individuell hergestellt

Ja, das gern so genannte Giftmischen ist nicht ausgestorben. Wir tun es immer wieder. Etwa 20 Millionen Rezepturen werden jedes Jahr in deutschen Apotheken angefertigt. Eine Rezeptur anzufertigen bedeutet, ein Arzneimittel für einen Patienten herzustellen.

Sie fragen sich vielleicht: „Warum tun die das? Es gibt doch wirklich schon für alles und alle ein Arzneimittel. Sie müssen doch nur in die Schublade greifen. Wer braucht denn noch so etwas Altmodisches?"

Zunächst einmal brauchen viele Patienten mit Hautkrankheiten speziell für sie angefertigte Produkte. Also Salben, Cremes, Lotionen, Sprays, Puder, kurz alles, was man auf die Haut bringen kann. Die Rezepte werden meist von Hautärzten ausgestellt, weil manche Patienten Bestandteile aus den Fertigarzneimitteln nicht vertragen oder weil die Konzentration des Wirkstoffs nicht passt. Möglicherweise ist eine fertige Salbe nicht fettig genug für die trockene Haut eines Patienten, oder sie ist zu fettig, und der Arzt hätte lieber eine leichte Creme. Manchmal sollen auch mehrere Wirkstoffe in einer Salbe verarbeitet werden, und so eine Kombination gibt es eben nicht fertig.

Der Patient gibt sein Rezept in der Apotheke ab, gern mit den Worten: „Können Sie das mal eben machen? Es ist ja nur anzurühren. Ich gehe noch einkaufen und dann hole ich es ab, so in einer halben Stunde." Manchmal, aber eher selten, klappt das mit der halben Stunde. Es klappt dann, wenn es eine einfache Rezeptur ist, die in dieser Form in dieser Apotheke häufig bestellt wird.

Der Zeitfresser: Neben der eigentlichen Herstellung, zum Beispiel Wiegen, Rühren, wieder Wiegen, wieder Rühren, am Schluss in ein geeignetes Gefäß Füllen, Etikett Erstellen und

Preis Berechnen, läuft ein Prozess ab, der im Allgemeinen Bürokratie genannt wird, aber aus vielen Gründen nötig ist.

Wir prüfen zuerst das Rezept auf Plausibilität. Nehmen wir als Beispiel eine Salbe. Wir stellen fest, dass die verschriebene Konzentration des Wirkstoffs sehr hoch ist. Dann informieren wir uns anhand der uns zugänglichen Datenbanken, ob das ausnahmsweise möglich ist. Wenn ja, wird die Salbe hergestellt, wenn nein, muss der Arzt angerufen werden. Der könnte jetzt sagen: „Oh, ich habe mich geirrt, danke für den Hinweis, korrigieren Sie es bitte." Oder er sagt, dass er das genau so haben möchte. In dem Fall vermerken wir das auf dem Rezept und stellen die Salbe so her.

Plausibilität ist nicht die einzige Prüfung, die wir vornehmen. Wir prüfen, ob sich die Wirkstoffe untereinander und mit der Grundlage vertragen. Schwierig wird es zum Beispiel, wenn ein verschriebener Wirkstoff nur in saurer Lösung stabil ist und ein zweiter eingearbeitet werden soll, der von Säure innerhalb weniger Stunden zersetzt wird. Viele Wirkstoffe vertragen sich nicht mit Emulgatoren, die wir verwenden müssen, um Wasser in eine Salbe einzuarbeiten, die sonst zu fettig wäre. Und am Ende muss auch noch überlegt werden, ob die hergestellte Salbe nicht mit dem Abgabegefäß reagiert. Geht das mit der Plastikkruke? Sie würden dazu vermutlich Plastikdose sagen. Oder sollte es besser eine Aluminiumtube sein?

Da sind jetzt Physik- und Chemiekenntnisse gefragt sowie gute Datenbanken oder etwas altmodischer: Literatur. Aber keine Angst, das haben wir! Der ganze Vorgang wird jetzt noch dokumentiert, und dann erst darf das Medikament abgegeben werden.

Das Rühren von Salben erfolgt heute weitgehend maschinell, vor allem aus hygienischen Gründen. Die Bestandteile werden in das Gefäß eingewogen, in dem sie nachher auch abgegeben werden. Die elektrischen Rührwerke verteilen die Bestandteile in diesem Gefäß gleichmäßig. Es muss nichts umgefüllt werden und nichts kommt in Kontakt mit der Umgebung oder dem Hersteller. Das ist übrigens auch als Arbeitsschutz erforderlich. Mundschutz und Handschuhe sind außerdem aus hygienischen Gründen obligatorisch bei der Arbeit.

Die Herstellung erfolgt in Räumen, die Sie beim Besuch einer Apotheke nicht sehen können. Deshalb könnte der Eindruck entstehen, dass wir das schon lange nicht mehr machen. Der Eindruck ist falsch. Jede Apotheke hat Räumlichkeiten, Gerätschaften, Substanzen, Zugang zu Fachliteratur, ausgebildetes Personal und die Verpflichtung zur Herstellung von Rezepturen. Das ist eine von vielen Voraussetzungen, um überhaupt eine behördliche Erlaubnis zum Betrieb einer Apotheke zu bekommen.

Nehmen wir als anderes Beispiel die Herstellung von Zäpfchen. Sie werden oft verschrieben zur Behandlung von Dickdarmentzündung. Auch hier haben die Patienten gelegentlich das Problem, dass sie einen Stoff in einem fertigen Arzneimittel nicht vertragen. Deshalb verschreibt der Arzt eine Rezeptur. Zäpfchen sind vor dem Ausgießen ziemlich flüssig und werden in der Form hart. Das ist immer eine Herausforderung für den, der sie anfertigt. Die verarbeiteten Wirkstoffe lösen sich in der fettigen Zäpfchenmasse meist nicht auf. Wenn man die Masse zu flüssig werden lässt, setzt sich der Wirkstoff unten ab wie Sand, so dass ein Teil des Zäpfchens bröckelig oder krümelig wird. Das darf nicht sein. Ist die Masse dagegen zu dickflüssig, fließt sie schlecht in die Form, und es können sich Luftblasen bilden. Hier gilt wie immer: Übung macht den Meister.

Früher – bis etwa 1970 nach meiner Erinnerung – haben wir in der Apotheke auch noch Pillen hergestellt. Daher der Ausdruck „Pillendreher". Das war hohe Apothekerkunst, vielleicht am ehesten vergleichbar mit der Herstellung von Pralinen oder Konditoreikreationen in Handarbeit. Eine Komposition aus mehreren Stoffen musste in eine haltbare und ansprechende Form gebracht werden. Das ist auch immer gelungen, aber aus heutiger Sicht erfüllen diese Pillen nicht mehr die Anforderungen an ein Arzneimittel. Die Grundmasse für Pillen muss ja verformbar sein, so wie Knete. Deshalb ist es eine feuchte Masse, die so schnell nicht durchtrocknet. Das ist grundsätzlich nicht gut für die darin enthaltenen Arzneistoffe, denn sie reagieren viel stärker miteinander als das in einer – trockenen – Tablette jemals möglich ist. Letztlich konnte man nicht garantieren, dass nach einigen Wochen Lagerung der Wirkstoff in der erforderlichen Konzentration noch da war. Außerdem fördert Feuchtigkeit den mikrobiellen Verderb, wie bei Lebensmitteln.

Damit waren die Pillen den industriell gefertigten Tabletten hoffnungslos unterlegen. Gesucht wurde stattdessen eine Arzneiform, die bezüglich der Dosiergenauigkeit und der Haltbarkeit neben der Tablette bestehen konnte; sie musste aber auch in jeder Apotheke problemlos hergestellt werden können. So wurden die Pillen durch Kapseln ersetzt. Gelatinekapseln in verschiedenen Größen können geöffnet, mit dem Arzneistoff gefüllt und wieder zusammengesetzt werden. Dann kann man sie schlucken. Jede Kapsel enthält die gleiche Menge Wirkstoff. In der Kapsel ist nur trockenes Pulver, genau wie in einer Tablette, aber nicht gepresst. Selbstverständlich nehmen wir die Kapseln dazu nicht einzeln in die Hand. Die Füllung erfolgt in einfachen Maschinen, die zur Ausstattung jeder Apotheke gehören.

Ich sehe die Frage in Ihren Augen: „Warum macht man so etwas? Es gibt doch für alles Tabletten." Das stimmt nur bedingt. Tabletten werden für viele Krankheiten in bestimmten Dosierungen hergestellt, die sich als wirksam erwiesen haben. Diese Dosis gilt aber nur für Erwachsene oder für Kinder ab einem bestimmten Alter oder Gewicht. In meiner Apotheke werden dagegen häufig Kapseln für Säuglinge und Kleinkinder hergestellt! Sie wundern sich? Mit Recht, denn die können ja noch gar keine Kapseln schlucken.

Ich verrate Ihnen das Geheimnis. Es werden immer wieder Kinder mit Herzkrankheiten, Epilepsie oder Krankheiten des Immunsystems geboren, die früher keine Chance auf ein normales Leben gehabt hätten. Heute kann man sie mit Arzneimitteln behandeln, etwa um die Zeit bis zu einer lebensrettenden Operation zu überbrücken oder bis sie alt genug sind, um mit Standardmedikamenten behandelt zu werden.

Das Problem dabei ist, dass die Kleinen so schnell wachsen, dass fast wöchentlich die wirksame Dosis neu festgelegt werden muss. Dafür gibt es keine Fertigarzneimittel, der Markt ist einfach viel zu klein. Die Kinder schlucken die Kapseln auch nicht. In der Kapsel befindet sich die exakte Dosis ihres Arzneimittels, die Kapsel wird geöffnet, der Inhalt mit wenig Wasser, Milch oder Brei auf einem Löffel gemischt und dem Kind gegeben. Die Kapsel dient in diesem Fall der genauen Dosierung des Arzneistoffs und wir arbeiten im Milligrammbereich und darunter. Apotheker eben.

Ein weiteres Problem ist manchmal noch zu lösen. Die Kapseln enthalten außer dem Wirkstoff aus technischen Gründen noch einen Füllstoff. Den vertragen die kleinen Kinder nicht in jedem Fall, manchmal gibt es Blähungen und Durchfall. Wir können aber nur Füllstoffe verwenden, die sich auch mit dem Arzneistoff vertragen. Da ist dann ein kleines Fachgespräch Arzt–Apotheker erforderlich. Bis jetzt haben wir jedes Mal eine Lösung gefunden.

Es gibt Rezepturen, die nicht jede Apotheke herstellen kann, weil dafür ein extrem hoher Aufwand erforderlich ist. Dabei handelt es sich um sterile Zubereitungen, die den Patienten gespritzt werden. Das können Schmerzmedikamente sein, intravenös zu verabreichende Ernährungslösungen, Infusionslösung für seltene Krankheiten und, ganz wichtig, Chemotherapie. Schon die räumliche Ausstattung der Arbeitsräume ist dann beeindruckend. Erforderlich sind Reinräume, die man nur über Schleusen betreten darf, spezielle Werkbänke, die die sterile Zubereitung ermöglichen und außerdem so konstruiert sind, dass die dort arbeitenden Personen weder über die Haut noch über die Atemwege mit den verarbeiteten Stoffen in Berührung kommen.

Muss das sein? Ja, es muss sein. Besonders die Lösungen für die Chemotherapie sind in der Regel nur sehr kurz haltbar, wenige Stunden, dann müssen sie bereits als Spritze oder Infusion verabreicht sein, sonst zerfallen die Wirkstoffe. Dazu kommt, dass die Dosis der Medikamente für jeden Patienten individuell ermittelt werden muss. Es gibt gar keine andere Möglichkeit, die Patienten individuell zu versorgen als die Zubereitung in einer Apotheke in der Nähe. Weder die Pharmaindustrie noch Versandapotheken können bis jetzt diese Leistung erbringen. Viele Krankenhausapotheken und einige spezialisierte öffentliche Apotheken haben große Investitionen getätigt, um die entsprechenden Räume einzurichten. Ja, sie verdienen damit Geld. Aber was wäre die Alternative, wenn sie es unterlassen würden?

Wir sind auch nachts und sonntags da

Ein Wespenstich beim Sonntagsausflug, abends beim Grillen die Finger verbrannt, Zahnschmerzen ohne Vorwarnung, Sodbrennen nach dem Essen im Restaurant, das alles kann Sie unvorbereitet treffen und Sie brauchen Hilfe. Da ist es gut, dass immer eine Apotheke geöffnet hat, sogar nachts und sonntags.

Apotheken haben tagsüber ähnliche Öffnungszeiten wie beispielsweise Lebensmittelgeschäfte, aber nachts dürfen nicht alle schließen, denn auch nachts werden dringende Medikamente gebraucht.

Allerdings ist es nicht der einzelnen Apotheke überlassen, wann sie öffnet oder schließt, sondern das ist genau geregelt. In dicht besiedelten Gebieten ist die Entfernung zwischen zwei Nachtdienstapotheken auf dem Land selten weiter als 20 Kilometer – nicht Luftlinie, sondern Straßenkilometer. In den Städten sind die Entfernungen kürzer, etwa fünf Kilometer.

Geregelt und kontrolliert wird das von den Apothekerkammern, die die Apothekenaufsicht in den einzelnen Bundesländern wahrnehmen. Das bedeutet, dass die festgesetzten Entfernungen in den einzelnen Bundesländern voneinander abweichen. Es ist leicht einzusehen, dass in einem Land wie beispielsweise Brandenburg die Entfernungen größer sein müssen als etwa in Hessen, denn dort gibt es weniger Apotheken in der Fläche. Und wo keine Apotheke ist, kann sie auch keinen Notdienst versehen. Wir erleben in letzter Zeit, dass die Zahl der Apotheken in Deutschland rückläufig ist. Das wirkt sich im Moment noch nicht stark auf die Notdienstpläne aus, aber irgendwann könnte es so weit sein.

Im Nachtdienst ist so gut wie immer ein Apotheker allein in der Apotheke. Ein Bring- oder Botendienst ist nicht vorgesehen. Die Patienten müssen schon die Apotheke aufsuchen und ihre Arzneimittel holen. Selbstverständlich können das auch

Verwandte, Freunde oder Nachbarn erledigen, und zur Not kann ein Taxi geschickt werden.

Notdienst ist für die Apotheken keine leichte Aufgabe. Tagsüber kann ein verschriebenes Arzneimittel innerhalb weniger Stunden besorgt werden, wenn es nicht vorrätig ist. Nachts und sonntags gibt es diese Lieferungen nicht. Wir müssen die Patienten mit den vorhandenen Arzneimitteln versorgen. Dabei dürfen wir etwas, was wir an normalen Werktagen nicht dürfen, nämlich improvisieren. Das heißt, dass wir andere Arzneimittel abgeben dürfen als die vom Arzt verordneten. Der Wirkstoff muss natürlich derselbe sein oder ein sehr ähnlicher. Aber zwischen Tabletten, Saft und Tropfen darf im Notfall getauscht werden. Es dürfen auch andere Dosierungen abgegeben werden, zum Beispiel zwei Tabletten zu 25 Milligramm statt einer Tablette zu 50 Milligramm. Darüber muss der Patient natürlich unterrichtet werden. Wir berechnen dann die für ihn richtige Dosis. Das wird am besten gleich auf die Packung aufgetragen, damit er nichts falsch macht. Oft ist auch eine Rücksprache mit dem Arzt nötig, und das ist manchmal nicht einfach bei einem Notarzt, der dauernd unterwegs ist.

Der Notdienst ist eingerichtet worden, um Notfälle schnell behandeln zu können. Aber was sind das für Notfälle, die nachts die Apotheke in Anspruch nehmen?

Einfachster Fall: Jemand hat plötzlich Schmerzen bekommen und braucht ein Schmerzmittel. Für den Betroffenen ist das sehr unangenehm, aber in der Apotheke kann ihm geholfen werden. Es gibt sehr wirksame Schmerzmedikamente ohne Rezept zu kaufen. Damit wird der Patient auf jeden Fall die Nacht überbrücken können. Am nächsten Tag kann er dann den Arzt oder Zahnarzt aufsuchen.

Häufig kommen außerdem Menschen mit Verletzungen. Das Unglück passiert zum Beispiel abends oder sonntags, beim Sport oder der Gartenarbeit und ähnlichen Freizeitbeschäftigungen. Auch Brandwunden, beim Kochen oder Grillen entstanden, sind nicht selten. Oft stellt der Notdienstapotheker fest, dass ein Arztbesuch erforderlich ist, ganz besonders bei Augenverletzungen. Das hören die Patienten nicht so gern, weil ihnen die Wartezeiten im ärztlichen Notdienst zu lang sind. Es gibt in der Regel mehr Apotheken in der Nähe, die Notdienst versehen, als ärztliche Notdienste. Die Apotheker können aber die Ärzte nicht ersetzen, weil sie keine Diagnosen stellen können und das gar nicht dürfen.

Wir dürfen auch im Notdienst keine rezeptpflichtigen Arzneimittel ohne Rezept abgeben. Da nützen Bitten und gelegentlich sogar Drohungen seitens der Patienten nichts. Ein verantwortungsvoller Apotheker kennt seine Grenzen. Wenn er einen Arztbesuch empfiehlt, geschieht das, um dem Patienten die richtige Behandlung zu ermöglichen. Nur darauf kommt es an. Es geht nicht um Geldverdienen für den Apotheker oder Bequemlichkeit für den Kunden.

Eine Gruppe von Patienten braucht die Notdienstapotheke besonders häufig, nämlich Kinder. Sie kommen natürlich nicht selbst, sondern die Eltern. Wer Kinder hat weiß, dass sie immer dann krank werden, wenn es am wenigsten passt, und dass sie meistens aus heiterem Himmel krank werden. Eben noch machten sie einen munteren Eindruck und schon im nächsten Moment haben sie Schmerzen, Unwohlsein und hohes Fieber. Dank der Notärzte und der Notdienstapotheken wird ihnen aber auch nachts geholfen.

Interessanterweise suchen außerdem viele Menschen die Notdienstapotheken auf, die gar keine Notfälle sind. Sie kommen spätabends an einer Apotheke vorbei, sehen, dass dort noch gearbeitet wird, und nutzen die Gelegenheit, einen Vorratskauf zu machen.

Patienten, die wegen chronischer Erkrankungen regelmäßig Medikamente einnehmen müssen, beanspruchen den Notdienst der Apotheken eher nicht. Sie haben eigentlich immer einen Vorrat zuhause. Bei regelmäßiger Einnahme wissen sie auch, wann der zu Ende geht, und wenden sich rechtzeitig an den Arzt. Der in Zeitungsberichten und Fernsehkrimis Mitleid erweckende Diabetiker, der nachts fast stirbt, weil sein Insulin alle ist und keine Apotheke in der Nähe, kommt im wirklichen Leben nicht vor.

Ein besonderer Fall ist die „Pille danach“, ein Medikament, das nach ungeschütztem Geschlechtsverkehr eine Schwangerschaft noch verhindern kann. Solche Fälle tauchen oft mehrmals pro Nacht in der Notdienstapotheke auf. Die Abgabe ohne ärztliches Rezept ist in deutschen Apotheken noch gar nicht lange erlaubt. Dabei ist das sinnvoll, denn die Medikamente wirken umso zuverlässiger, je eher sie eingenommen werden. Beim ärztlichen Notdienst gibt es oft stundenlange Wartezeiten. In der Apotheke geht das einfach schneller.

Notdienst ist immer eine spannende Angelegenheit, weil man nie weiß, was man brauchen wird und welche Überraschungen warten. Es ist sicher ganz unterschiedlich, was in verschiedenen Apotheken im Nachtdienst geholt wird, aber eine Winternacht habe ich hier einmal aufgelistet.

Zahlenbeispiele aus dem Nachtdienst einer mittelgroßen Apotheke in Frankfurt am Main im Winter:

11 × Nasenspray
8 × Antibiotikasaft und Fieberzäpfchen für Kinder
6 × Antibiotikatabletten bei Erkältung oder Grippe
4 × Pille danach
3 × Läuseshampoo
3 × Zahnschmerztabletten
3 × Mittel gegen Übelkeit und Erbrechen
3 × Mittel gegen Durchfall
2 × Hustensaft
2 × Grippetabletten
1 × Augensalbe
1 × Schmerzpflaster
1 × Migränetabletten
1 × Mittel gegen Allergie
1 × Asthmaspray

1 × Antibiotikum gegen Blasenentzündung
1 × Mittel gegen Sodbrennen
1 × homöopathische Tropfen gegen Halsentzündung
1 × Kindernahrung und Schnuller

39 dieser 54 Mittel sind ohne Rezept zu bekommen. Das heißt aber nicht, dass die Käufer nachts in die Apotheke kommen, ein bestimmtes Medikament verlangen und schnell wieder draußen sind. Der Besuch dauert schon eine Weile, denn normalerweise schildern sie ihre Beschwerden, es ergibt sich ein kurzes Gespräch, und dann suchen wir ein Arzneimittel aus, das in ihrem Fall hilft. Sie kommen auch nicht wirklich in die Apothekenräume, sondern werden durch einen Nachtdienstschalter bedient. Das ist besonders im Winter nicht so schön, weil sie in der Kälte stehen. Es lässt sich aber nicht anders machen, wenn eine Person allein in der Apotheke ist.

In einem normalen Nachtdienst in der Stadt verteilen sich die Kunden über die ganze Nacht. Wenn derjenige, der den Nachtdienst versieht, Glück hat, kann er zwischen drei und sechs Uhr ein wenig schlafen, meist unruhig, denn es kann jederzeit klingeln und er ist wieder gefordert.

Im Sonntagsdienst geht es richtig lebhaft zu. Die verlangten Arzneimittel sind im Wesentlichen dieselben wie im Nachtdienst, aber es kommen viel mehr Kunden. Das ist sicher von Apotheke zu Apotheke verschieden. In meiner Apotheke sind es so viele, dass es sehr beschwerlich ist, den Dienst alleine zu versehen. Aus Gründen der Sicherheit müsste man alle Kunden durch die Notdienstklappe bedienen. Das bedeutet hinzulaufen, das Rezept oder den Arzneimittelwunsch entgegenzunehmen, die Medikamente zu holen, wieder an die Klappe zu gehen und alles abzugeben. Dann nimmt man das Geld, läuft zur Kasse und danach mit dem Wechselgeld wieder zur Klappe. Wenn der Kunde nicht mit Geld bezahlt, sondern mit einer Karte, kompliziert sich das noch. Gelegentlich stehen auch vier bis fünf Kunden mehr oder weniger ungeduldig in einer

Schlange auf der Straße und gucken uns vorwurfsvoll an, weil alles zu langsam geht.

Deshalb machen wir den Sonntagsdienst zu zweit. Wir können die Tür auflassen, die Kunden brauchen nicht draußen vor der Klappe zu stehen, und wir müssen nicht dauernd zur Klappe und wieder zurück in die Apotheke laufen. In dieser Atmosphäre ist ein entspanntes Arbeiten möglich, das ist gut für uns und für die Kunden auch.

Zum Abend hin wird ein Sonntagsdienst übrigens immer anstrengender. Da wir ja nicht wissen, welche Arzneimittel, zum Beispiel Antibiotika oder Schmerzmittel, die Notärzte verordnen werden, legen wir uns einen Extravorrat zu, der sich am Bedarf der letzten Sonntagsdienste ausrichtet. Wenn der Notarzt allerdings ganz andere Medikamente verordnet, kann es sein, dass die bis mittags schon knapp werden, während wir auf unserem Vorrat sitzen bleiben.

Da hilft nur viel telefonieren. Einmal mit dem Notarzt, ob er nicht auch mal etwas anderes verschreiben könnte, und zum zweiten mit den anderen Apotheken, ob sie noch Vorräte haben. Die Patienten finden das gar nicht gut, weil sie beim ärztlichen Notdienst schon warten mussten, und in der Apotheke geht es jetzt auch nicht schnell. Wenn sie aber sehen, dass am Ende alles klappt, gibt es schon mal ein Kompliment.

Wie sie sicher schon gemerkt haben, trifft der Ausdruck „Schubladenzieher“ auf Apotheker nicht wirklich zu, und im Notdienst schon gar nicht. Unser Notdienst bedeutet schnelle Hilfe in der Nacht durch die Apotheke in der Nähe. Und wenn Sie von Ihren Beschwerden berichten, sagt man Ihnen auch, ob eine Selbstmedikation zu verantworten ist oder ob Sie nicht doch lieber gleich zum ärztlichen Notdienst gehen sollen. Dieses System sollte im Interesse der Verbraucher auf jeden Fall erhalten werden – oder sind Sie anderer Meinung? Ich glaube jedenfalls nicht, dass wir in dieser Funktion durch einen Automaten oder den Versandhandel zu ersetzen sind.

Arzneimittel und mehr

Arzneimittel aus Pflanzen

Heilkräfte der Natur

Heilen und Beschwerden lindern mit Pflanzen wird in allen Kulturen seit der Antike praktiziert und hat bis heute eine große Anziehungskraft, ja Faszination. Nicht wenige Menschen haben das Gefühl, dass von Heilpflanzen ein Zauber ausgeht.

„Die Natur heilt", das ist die feste Überzeugung – und dann kommen Apotheker und hinterfragen das, weil sie alles ganz genau wissen wollen. Ihre erste Frage: Gibt es genügend wissenschaftliche Beweise, dass diese Pflanzenzubereitung immer genauso wirkt wie erwartet?

Typische Apothekerfragen: Hat diese Pflanze so etwas wie einen Wirkstoff? Kennen wir ihn? Können wir ihn isolieren? Und in der Folge weitere Fragen: Könnten wir diesen Stoff auch im Labor gewinnen? Brauchen wir die Pflanze dann überhaupt noch? Könnten wir aus dem Wirkstoff Tabletten herstellen? Das wäre doch viel bequemer als dauernd Tee aufzubrühen.

Aber das ist nicht unbedingt das, was Sie wollten, richtig?

Sie wollten etwas „Natürliches", also vielleicht einen Tee oder alkoholische Tropfen. Klassische Beispiele sind Kamillentee oder Baldriantropfen, aber auch Mischungen von Kräuterextrakten, die fast schmecken wie ein Kräuterlikör. Mancher denkt sich gar, er könnte doch einfach mal spazieren gehen, Kamille und Baldrian selbst sammeln und sich zum Beispiel einen Tee daraus zubereiten. Bei Wermut wird's dann schon schwieriger, den finden Sie nicht so leicht – oder kennen Sie die Pflanze?

Dann doch lieber nicht selbst sammeln, sondern kaufen, auch in der Apotheke. Was ist schon groß anders am Tee aus der Apotheke? Wenn es sich um einen Arzneitee handelt, und das ist in der Apotheke meist der Fall, können Sie sicher sein, dass der Wirkstoffgehalt immer gleich ist. Kamillentee kann genauso als Lebensmittel gehandelt werden, dann unterliegt sein Wirkstoffgehalt den so genannten „natürlichen Schwankungen". Diesen Ausdruck lesen Sie auch, wenn Sie zum Beispiel den Kaloriengehalt eines Lebensmittels auf der Verpackung ermitteln möchten. Es ist nämlich nicht egal, ob eine Pflanze unter optimalen Bedingungen gewachsen ist oder nicht. Bei viel Sonnenschein und guter Bodenbeschaffenheit haben wir eben eine „bessere" Kamille. Pharmazeutisch ausgedrückt hat sie einen höheren Wirkstoffgehalt. Aber Kamille als Arzneitee hat immer denselben Wirkstoffgehalt, wie jedes andere zugelassene Arzneimittel.

Zusätzlich muss bei einem Arzneimittel die Verpackung so beschaffen sein, dass der Gehalt sich bis zum angegebenen Verfalldatum nicht verändert. Selbstverständlich hat auch eine Prüfung auf unzulässige Gefahrstoffe stattgefunden. Das ist alles ein bisschen unromantisch, aber es ist gut für Ihre Gesundheit. Sie erkennen einen Arzneitee übrigens daran, dass eine Indikation angegeben ist – bei Kamille zum Beispiel „entzündungshemmend" – und an der aufgedruckten Zulassungsnummer 7999.99.99.

Texte, die nichts weiter versprechen als „erhöht Ihr Wohlbefinden" oder „gesund im Einklang mit der Natur", sprechen sicher emotional an, stehen aber eher nicht für einen Arzneitee.

Das wollen wir jetzt allerdings nicht so eng sehen. Schließlich sind Menschen, die nach einem Tee suchen, nicht unbedingt schwer krank und erhoffen sich Heilung; vielmehr wollen sie einfach „etwas für die Gesundheit" tun oder haben leichtere Beschwerden, die mit einem Tee gut zu behandeln sind. Fragen Sie trotzdem Ihren Apotheker, zum Beispiel wenn durch das Teetrinken die Beschwerden nicht verschwinden. Vielleicht ist Ihre Eigendiagnose falsch, vielleicht ist es der falsche Tee, vielleicht ist es der richtige Tee, aber die Dosis ist zu gering.

Lässt sich das Problem mit der zu geringen Dosis lösen? Vielleicht 20 Tassen Tee statt fünf pro Tag? Ihnen kann geholfen werden. Pflanzliche Wirkstoffe können in Tabletten in hohen Konzentrationen verarbeitet werden. Die 20 Tassen Tee in einer Tablette – nur ohne Wasser – sind dann Wirklichkeit. Das mag der eine oder andere nicht mehr „natürlich" finden, aber es ist wirksam!

Apotheker neigen nicht dazu, etwas dem Zufall zu überlassen, das haben Sie schon gemerkt. Die Dosis muss stimmen, sonst kann ein Arzneistoff nicht so wirken, wie er wirken soll. Und wenn die Wirkstoffkonzentration im Tee zu gering ist, dann muss sie eben erhöht werden. Oder wir brauchen andere Zubereitungen. Und die finden Sie reichlich im Angebot der Apotheken, aber auch in Drogerien und Supermärkten. Das ist gelegentlich sehr verwirrend und für Sie als Verbraucher schwer bis gar nicht zu durchschauen.

Auf die Qualität eines Produktes und auf den Wahrheitsgehalt der Heilaussage können Sie sich verlassen, wenn es sich um ein Arzneimittel handelt. Trotzdem sollten Sie auch hier kritisch sein, wenn Sie verschiedene Produkte miteinander vergleichen, und das ist oft gar nicht einfach.

Genau hinschauen

Nehmen wir einmal an, Sie haben einen hohen Cholesterinspiegel und möchten das vom Arzt verschriebene „chemische" Mittel lieber nicht nehmen. Sie suchen nach einer pflanzlichen Alternative. Sie finden eine pflanzliche Zubereitung in Tabletten- oder Kapselform, von der sie schon gelesen haben, dass der Cholesterinspiegel gesenkt wird.

Wenn das Mittel als Arzneimittel zugelassen ist, stimmt das auch. Allerdings können Sie dieser Aussage nicht entnehmen, wie weit es den Cholesterinspiegel senkt. Wenn er nur leicht erhöht ist und Sie mit einer geringfügigen Absenkung wieder in den Normbereich kommen, dann ist das Mittel für Sie geeignet. Wenn Sie aber einen sehr hohen Wert haben, kommen Sie mit diesem Mittel vielleicht nie auf einen Normwert. Das wäre dann nicht so gut.

Merken Sie, wo das Problem liegt? Gesagt wurde: „senkt den Cholesterinspiegel". Verstanden haben Sie: „bringt meinen hohen Cholesterinspiegel in den Normbereich". Das war aber nicht die Aussage. Wenn nun auf einem Produkt nicht einmal steht: „senkt den Cholesterinspiegel", sondern lediglich: „kann einen erhöhten Cholesterinspiegel senken", müssen Sie noch kritischer sein.

Dem so genannten mündigen Verbraucher, damit sind Sie gemeint, wird heute viel Eigenbehandlung zugetraut. Das heißt aber, nicht nur kritiklos zu glauben und zu schlucken. Das heißt auch, überprüfen (lassen), ob Ihnen geholfen wurde. Im genannten Fall würde das durch Messen des Cholesterinspiegels erfolgen. Falls er in gefährlicher Höhe bleibt, werden Sie wohl an einen Präparatwechsel denken müssen.

Die Vorstellung „pflanzliche Arzneimittel sind genauso wirksam wie ‚Chemie', aber ohne Nebenwirkungen" trifft nicht in jedem Fall zu. Man kann aber auch nicht sagen, dass sie nie zutrifft. Wenn Sie herausfinden wollen, was in Ihrem Fall das Beste ist, fragen Sie Ihren Apotheker.

In der Apotheke finden Sie viele pflanzliche Arzneimittel, denen der „Siegeszug der Chemie" nichts anhaben konnte. Ganz im Gegenteil: Wir haben erkannt, dass die Wirkung häufig nicht nur von einem einzigen Stoff ausgeht. Oft macht das Stoffgemisch, das wir in der Heilpflanze vorfinden, die Wirkung aus. Die Kunst ist es dann, es genauso in ein Arzneimittel zu bringen. Auch das haben wir gelernt.

Der Gehalt einzelner Wirksubstanzen in der Pflanze schwankt allerdings, wie Sie bei der Kamille schon erfahren haben. Ein Vorteil des Fertigarzneimittels liegt im gleichmäßigen

Wirkstoffgehalt, der sehr viel höher sein kann als in der Pflanze. Erreicht wird das zum Beispiel durch die Herstellung von Extrakten, die nachher konzentriert werden. Das ist etwa so, als würden Sie mehrere Liter Tee zubereiten und nachher so viel Wasser verdampfen, dass nur noch eine Tasse voll Konzentrat übrig bleibt.

Statt Wasser können auch Alkohol, Aceton, Glycerin oder andere Flüssigkeiten verwendet werden. Sie lösen Wirkstoffe aus der Pflanze, die nicht wasserlöslich sind. Diese Flüssigkeiten werden nachher wieder verdampft und sind im Arzneimittel nicht mehr enthalten. Je nach Art der Zubereitung erhalten wir allerdings andere Wirkstoffgemische. Zwei Arzneimittel aus derselben Pflanze können dann unterschiedlich wirken, je nach Extraktionsflüssigkeit. Um die Mittel vergleichen zu können, muss man etwas über den Herstellungsprozess wissen. Keine Angst, Apotheker haben das studiert. Sie können feststellen, welches Präparat das stärkere ist. Der so gern vorgenommene Vergleich allein über den Preis ist garantiert nicht zielführend.

Pflanzliche Arzneimittel können Sie in der Apotheke zum Beispiel als „rationale Phytopharmaka" finden. Das bedeutet, dass ihre Wirksamkeit und Unbedenklichkeit in denselben aufwendigen Studien überprüft und dokumentiert wurde wie bei jedem „chemischen" Arzneimittel, das eine Zulassung erhält.

Andererseits gibt es „traditionell" zugelassene pflanzliche Arzneimittel. Darunter versteht man Zubereitungen aus Pflanzen, die erfahrungsgemäß wirksam und unschädlich sind. Es hat sie schon gegeben, bevor es unsere strengen Richtlinien zur Arzneimittelzulassung gab, und sie dürfen weiterhin verkauft werden. Ihre Unschädlichkeit gilt nach jahrzehntelangem Gebrauch als erwiesen. Ganz schön kompliziert, oder?

Wenn Sie sich jetzt Baldriandragees kaufen zur Behandlung von Schlafstörungen, Johanniskrautzubereitungen gegen depressive Verstimmung oder Traubensilberkerze zur Behandlung von Wechseljahresbeschwerden erwarten Sie ein sanft wirkendes Arzneimittel mit möglichst wenigen Nebenwirkungen. Das bekommen Sie auch.

Das darf aber nicht zu der Annahme verführen, dass alle Pflanzenmedizin unschädlich sei. Pflanzenzubereitungen mit starken Nebenwirkungen können Sie allerdings nicht so einfach kaufen. Denken Sie an Digitalis, den Fingerhut, eine Pflanze mit einem Wirkstoff, der jahrhundertelang zur Herzstärkung eingesetzt wurde. Hier entscheiden Mikrogramm über Wirkung, Nichtwirkung und schlimmstenfalls frühen Tod. Oder denken Sie an Tollkirsche, Herbstzeitlose, Mutterkorn, Schlafmohn – alles Pflanzen mit wunderbaren Wirkstoffen, die in der richtigen Dosis Heilmittel sind; in einer oft nur geringfügig höheren Dosis können sie tödlich giftig sein. Deshalb wurde in der Vergangenheit alles darangesetzt, nicht mehr die Pflanzenteile oder Tinkturen daraus, sondern die isolierten Wirkstoffe, manchmal chemisch verändert, zu verabreichen. Die Wirkungen waren stark, die Nebenwirkungen aber auch. Heute haben diese Stoffe an Bedeutung verloren, weil es gelungen ist, synthetische Wirkstoffe herzustellen, die dieselbe Wirkung, aber weniger Nebenwirkungen haben. Außerdem treten Vergiftungserscheinungen erst bei viel höheren Einnahmemengen auf.

Bei pflanzlichen Zubereitungen für die Selbstbehandlung, die Sie ohne Rezept kaufen können, ist nicht mit starken Nebenwirkungen zu rechnen. Trotzdem sollten sie nicht unkritisch angewendet werden. Schwangere, Allergiker, Menschen, die mehrere andere Arzneimittel einnehmen oder immungeschwächte Patienten müssen besonders vorsichtig sein und sich gut beraten lassen.

Die große Beliebtheit pflanzlicher Arzneimittel in der Bevölkerung und die große Nachfrage nach wirksamen pflanzlichen Präparaten hat Apotheker und Pharmaindustrie dazu herausgefordert, eine Vielzahl von Produkten in gleichbleibender Qualität und zuverlässiger Wirkung herzustellen.

Apotheken verfügen heute über eine ganze Palette von sicher anzuwendenden pflanzlichen Arzneimitteln für die Eigenbehandlung. Sie sind in der Regel nicht rezeptpflichtig und werden deshalb von den Krankenkassen auch nicht bezahlt. Dass sie trotzdem eine so große Rolle bei der Behandlung leichter Erkrankungen und chronischer Beschwerden spielen, spricht für ihre Wirksamkeit und das Verantwortungsbewusstsein der Anwender. Sie wollen eben nicht „mit Kanonen auf Spatzen schießen". Allerdings muss man als Anwender auch akzeptieren, dass manche Erkrankung eine weitergehende Therapie braucht. Deshalb fragen Sie Ihren Apotheker.

Arzneimittel aus dem Chemielabor

Heilmittel aus Menschenhand

Wie oft bekommen wir das in der Apotheke zu hören: „Haben Sie nicht etwas Pflanzliches? Ich möchte keine Chemie einnehmen." Ich denke, dafür gibt es keine rationale Begründung, es scheint mir eher eine zutiefst emotionale Angelegenheit zu sein. Eine Pflanze, vielleicht sogar eine schöne oder auch geheimnisvolle Pflanze, die so einfach aus dem Boden wächst und uns ein Heilmittel schenkt, steht den meisten Menschen einfach näher als ein Molekül, das im Reagenzglas erzeugt wurde. Außerdem ist für viele Menschen „natürlich" gleich „ungefährlich".

Allerdings wäre es zu einfach, bei den Arzneimitteln eine Trennung in „natürlich" und „chemisch" vorzunehmen, wie es Laien gern tun. Vielleicht dient es ihrer Beruhigung, für sich ein System zu haben, eine Schublade, in die man etwas hineinstecken kann. Manchmal ist aber statt des „entweder – oder" ein „sowohl – als auch" einfach besser, wie wir gleich sehen werden.

Was ist ein chemischer Wirkstoff? Diese tote Materie, die in unserem Körper große Veränderungen hervorruft und biologische Reaktionen auslöst, wird oft instinktiv abgelehnt. Man kann eine solche Substanz eben nicht ohne weiteres begreifen und durchschauen. Dabei sollte man sich, wenn man ein Arzneimittel sucht, eher die Frage stellen: „Gut wirksam oder weniger wirksam?" Und dazu können Sie wieder Ihren Apotheker fragen. Eine pauschale Antwort gibt es nicht, es kommt auf die Situation an.

Im Gegensatz zu pflanzlichen Arzneimitteln, die schon im Altertum eine große Rolle spielten, sind die nicht pflanzlichen chemischen Stoffe noch nicht so lange im Gebrauch. Paracelsus, ein berühmter und umstrittener Arzt im 16. Jahrhundert, war auch Philosoph, Alchimist, Mystiker und Astrologe. Er verabreichte Quecksilber und Antimon als Arzneimittel, sehr giftige Stoffe, die schon lange nicht mehr verwendet werden, außer in starker Verdünnung in der Homöopathie. Diese Chemikalien waren vermutlich nicht beliebt bei seinen Patienten, auch wegen ihrer starken Nebenwirkungen.

Er arbeitete aber auch viel mit Alkohol und Äther. Eine Mischung aus Äther und Alkohol wurde später durch den Arzt Friedrich Hoffmann als „Hoffmannstropfen“ verordnet und wird seitdem gern als Kreislaufmittel eingenommen. Es gibt sie heute noch. Paracelsus behandelte auch systematisch Pflanzen und Pflanzenextrakte mit chemisch reaktiven Stoffen, um Arzneimittel zu gewinnen. „Denn die Natur bringt nichts an den Tag, das für sich selbst vollendet wäre, sondern der Mensch muss es vollenden“, so seine Erkenntnis.

Das ist heute noch das Wesen der Pharmazeutischen Chemie, die sich mit Analyse, Synthese, chemischen Eigenschaften und Wirkmechanismen von Arzneistoffen und Arzneimitteln beschäftigt.

Erfolge im 19. und 20. Jahrhundert

Die im Lauf der Zeit verbesserten chemischen Kenntnisse und Arbeitsweisen führten im 19. Jahrhundert zu großen Erfolgen bei der Arzneimittelgewinnung. Das Ausgangsmaterial waren aber so gut wie immer Pflanzen. So gewann man in großem Umfang Morphium aus Schlafmohn, Chinin aus Chinarinde und Kokain aus Kokablättern. Das war wissenschaftlich und medizinisch interessant in einer Zeit, in der man sogar große Operationen durchführte, ohne die Schmerzen betäuben zu können. Ganz besonders Morphium kam in großem Umfang zum Einsatz, denn andere starke Schmerzmittel gab es damals noch nicht.

Für „gewöhnliche“ Schmerzen nahm man schon seit Jahrhunderten Weidenrinde, zum Beispiel als Tee oder in Form verschiedener Weidenrindenextrakte. Ein Wirkstoff – nicht der Einzige, wie wir heute wissen – ist Salicin, das im Körper in Salicylsäure umgewandelt wird. Diese Salicylsäure konnte man ab 1874 vollsynthetisch herstellen. Das heißt: kein Pflanzenextrakt, sondern reine Chemie, ein einfaches wirksames Mittel gegen viele Schmerzen, allerdings noch lange nicht so gut wie die, die wir heute haben.

Ein Durchbruch kam 1899: Die Salicylsäure wurde acetyliert. Falls Ihnen das nichts sagt: Acetylierung ist eine chemische Reaktion, bei der man einen Stoff mit Essigsäure eine chemische Verbindung eingehen lässt. Das machte man in dieser Zeit mit vielen Stoffen, einfach um zu sehen, ob etwas Brauchbares entstehen würde. Und hier entstand Acetylsalicylsäure, bekannt als Aspirin®, das mit Recht als „Jahrhundertmedikament“ bezeichnet wird.

Diese Reaktion wurde auch mit Morphium durchgeführt, und dabei entstand Acetylmorphin, besser bekannt als Heroin. Man glaubte damals, es sei stärker gegen Schmerzen wirksam als Morphium und würde nicht süchtig machen. Das hat sich als folgenschwerer Irrtum herausgestellt.

Danach ging es sehr rasch mit den „chemischen“ Arzneimitteln. Im frühen 20. Jahrhundert kamen sehr wirksame Schmerzmittel in den Handel, die es zum Teil heute noch gibt. Und einige Schlafmittel, darunter auch die berühmt-berüchtigten Barbiturate, wurden synthetisiert.

Salvarsan wurde hergestellt, eine Arsenverbindung, die gegen Syphilis zum Einsatz kam. Diese Krankheit war damals verbreitet und gefürchtet. Es gab Sulfonamide als erste zuverlässig wirksame Arzneimittel bei bakteriellen Infektionen. Das alles war vielversprechend und befeuerte den Forschergeist.

Allerdings fehlten Arzneimittel gegen die Volkskrankheiten Bluthochdruck und Herzschwäche.

Ich erlebe in der Apotheke oft im Gespräch mit Patienten, dass besonders die Jüngeren sich gar nicht vorstellen können, wie das vor einem Menschenalter noch war. Bluthochdruck war ein fast unabänderliches Schicksal, und er betraf wie heute sehr viele Menschen. Bei ihnen kam es zu einem starken Leistungsabfall, Luftnot, Herzschwäche, Wasser in den Beinen und der Lunge und schließlich zu Schlaganfall und Herzinfarkt. Die Menschen hätten damals viel gegeben für eine Linderung der Beschwerden oder gar eine Lebensverlängerung.

Seit wenigen Jahrzehnten haben wir das erreicht. Dank unserer Blutdruck- und Herzmedikamente leben wir viele Jahre länger als unsere Eltern und Großeltern mit denselben Krankheiten. Und wir sind dabei ziemlich beschwerdefrei und leistungsfähig. Trotzdem werde ich in der Apotheke oft gefragt: „Muss ich jetzt wirklich jeden Tag die Tabletten nehmen? Das ist doch Chemie, das kann doch nicht gut sein." Glauben Sie mir, Chemie kann gut sein! Ich könnte auch Shakespeare bemühen: „An sich ist nichts gut oder böse. Das Denken macht es erst dazu."

Die modernen Herz-Kreislauf-Medikamente wurden um 1960 entwickelt. Die ersten Kalziumantagonisten Verapamil und Nifedipin, die Blutgefäße erweitern und den Blutdruck senken, gibt es heute noch. Sie sind allerdings weitgehend abgelöst von Verbindungen, die spezifischer wirken. Ebenfalls um 1960 gab es die ersten Betablocker, darunter Metoprolol, das nach wie vor eine große Rolle spielt und sehr häufig verordnet wird.

In etwa die gleiche Zeit fiel die Entdeckung von Furosemid. Dabei handelt es sich um ein schnell und gut wirksames Entwässerungsmittel, das besonders für Patienten mit Herzschwäche und starken Wasseransammlungen im Gewebe unverzichtbar wurde. Diese Entdeckung hat wiederum dazu beigetragen, dass wir die Funktionsabläufe in der Niere besser verstehen.

Das Faszinierende ist ja nicht nur, dass immer neue und bessere Wirkstoffe entdeckt wurden und werden. Bei der Suche überlegen die Wissenschaftler zum Beispiel: Wie wirkt der Stoff, den ich schon habe? Wo ist die Bindungsstelle im Körper? Kann ich ihn so verändern, dass er sich genauer anpasst? Warum kommt es zu bestimmten Nebenwirkungen? Kann ich die Substanz so verändern, dass das anders wird? Und so lernen wir nicht nur etwas über die Wirkstoffe, sondern auch über körperliche Funktionen und das Zusammenspiel bestimmter Funktionsabläufe in uns. Dieses Wissen hilft wiederum bei der Entdeckung und Entwicklung neuer Arzneimittel. Das ist das Wesen der Pharmazie, das lernt ein Apotheker im Studium. Aber was er später auf ein Rezept abgibt, bestimmen die Krankenkassen nach rein finanziellen Gesichtspunkten.

Die ersten Psychopharmaka, heute ganz wichtige Medikamente, wurden seit etwa 1950 in die Therapie eingeführt. Von damals bis heute hat eine enorme Weiterentwicklung dieser Arzneimittel stattgefunden. Sie ging Hand in Hand mit einer bedeutenden Erweiterung und Vertiefung unseres Wissens über stoffliche Grundlagen psychischer Vorgänge. Wir haben heute über 120 Wirkstoffe zur Behandlung von Schizophrenie, Depressionen, Angststörungen, Schlaflosigkeit, zur Stimmungsaufhellung, Antriebssteigerung und Konzentrationsverbesserung. Damit können wir Menschen helfen, die man vor der Entdeckung dieser Arzneimittel weggesperrt oder als geistig behindert stigmatisiert hätte. Und das alles mit chemisch hergestellten, eigentlich recht einfach gebauten Molekülen, die jedoch in die entsprechenden Arzneiformen überführt werden müssen. Das ist dann sozusagen die handwerkliche Herausforderung, die man nicht unterschätzen sollte.

Natur plus Chemie ist ein Erfolg versprechendes Modell bei der Suche nach neuen Arzneistoffen. So haben einige der modernsten Arzneimittel, die mittlerweile chemisch hergestellt werden, ihren Ursprung im Pflanzen- oder Tierreich. Zum Beispiel Marcumar zur Blutverdünnung – es ist ein Wirkstoff aus Klee. Oder die Glinide, eine neue Klasse von Arzneimitteln zur Behandlung der Zuckerkrankheit. Sie sind eine Weiterentwicklung des Giftes des Gila-Monsters, einer Krustenechse, die in der nordamerikanischen Wüste lebt.

Wir haben Chemotherapeutika zur Krebsbehandlung, die ihren Ursprung in Pflanzen wie Eibe und Immergrün haben. Nach der Strukturaufklärung erfolgt in solchen Fällen entweder die komplette Synthese oder aber es werden Verbindungen aus der Pflanze isoliert und durch anschließende chemische Behandlung der endgültige Wirkstoff formuliert. Sie erinnern sich an den Satz von Paracelsus?

Die Entwicklung ist noch lange nicht zu Ende. Im Gegenteil: Die Gentechnik hat es ermöglicht, dass wir Pflanzen, Pilze und Bakterien mittlerweile dazu einsetzen können, Arzneistoffe herzustellen. Das bedeutet nicht mehr und nicht weniger, als dass sie chemische Verbindungen produzieren, die den Wirkstoffen im menschlichen Körper so ähnlich sind, dass wir sie sehr gezielt als Arzneistoffe einsetzen können. Und die Suche wird weitergehen.

Arzneimittel aus dem Bioreaktor

Lebendige Arzneimittelfabriken

Es gibt heute viele Möglichkeiten, Grundstoffe für die Herstellung von Arzneimitteln durch lebende Organismen erzeugen zu lassen. Dazu benutzen spezialisierte Firmen Mikroorganismen wie Bakterien und Pilze, Zellkulturen, aber auch ganze Pflanzen. Das ist ein noch recht neues und sehr spannendes Kapitel der Arzneistoffgewinnung.

Biotechnologische Arzneimittel

Können Sie sich unter dem Begriff Biotechnologie etwas vorstellen? Wenn nicht, versuchen Sie es doch erst einmal mit Technologie, definiert als „Wissenschaft von der materiell-technologischen Seite eines Produktionsprozesses". Wir Apotheker können uns etwas darunter vorstellen. In der Biotechnologie wird etwas Lebendes in den Produktionsprozess eingebracht. Werkzeuge, Geräte, Programme sind in diesem Prozess zum Teil lebendig. Und pharmazeutische Biotechnologie benutzt lebende Zellen und Organismen zur Entwicklung und Herstellung von Arzneistoffen. Das kann grundsätzlich auf mehrere Arten geschehen, ich will Ihnen einige vorstellen.

Das ältere und einfachere Verfahren heißt Fermentation. Jeder kennt Penicillin, ein Antibiotikum, das von bestimmten Schimmelpilzen produziert wird. Es liegt in der Natur dieser Schimmelpilze, Penicillin zu produzieren. Diese Fähigkeit gehört zu ihrem genetischen Programm; sie machen das, um sich gegen ihre natürlichen Feinde zu wehren.

Wenn wir das Penicillin haben wollen, müssen wir einen geeigneten Lebensraum für diese Pilze schaffen. Er soll abgeschlossen sein, und sie sollen allein darin leben. Sie sollen sich gut vermehren und möglichst viel Penicillin produzieren. Für die optimalen Bedingungen sorgen wir.

Natürlich läuft das nicht so einfach ab, wie es hier steht. Das hat jeder erfahren, der schon öfter einen Hefekuchen gebacken hat. Mikroorganismen – hier Hefepilze – haben so ihre Tücken, wenn man ihre Ansprüche nicht erfüllt. Aber das Produktionsprinzip ist jetzt klar.

Und natürlich kann man am Ende nicht einfach Penicillin aus dem Reaktionsgefäß abzapfen. Es sind vielmehr aufwendige und komplizierte Isolierungs-, Reinigungs-, Verbesserungs- und Prüfungsprozesse erforderlich, um den Arzneistoff zu gewinnen. Und danach ist daraus noch das Arzneimittel herzustellen, also die Tablette, der Saft, das Pulver, die Ampullen. Auch das ist viel Aufwand.

Ein anderes Verfahren der biotechnischen Arzneistoffgewinnung geht aber noch einen Schritt weiter.

Mikroorganismen, zum Beispiel Bakterien, kann man dazu bringen, Moleküle zu produzieren, die auch im menschlichen Organismus hergestellt werden. Das beste Beispiel ist das lebensnotwendige Insulin. Es wird für Diabetiker gebraucht, um den Blutzucker zu senken. Wenn es fehlt, muss es ersetzt werden. Eine vollständige chemische Synthese ist bis heute nicht möglich. Früher wurde es aus den Bauchspeicheldrüsen von geschlachteten Tieren gewonnen.

Bakterien brauchen kein Insulin und sie produzieren eigentlich auch keines. Die Information dazu ist in ihrer DNA, die die Erbinformation enthält, gar nicht vorhanden. Die Produktion aller Stoffe, zu der eine Zelle fähig ist, geschieht nach Plänen, die in der DNA gespeichert sind. Wenn es gelingt, das passende Stück menschliche DNA dauerhaft in die bakterielle DNA einzubringen, wird die Zelle zur Produktion von Insulin befähigt.

Das Einschleusen der menschlichen DNA geschieht durch eine gentechnische Operation. Dabei benutzt man unter anderem Viruspartikel als „trojanische Pferde", um die beiden DNAs zu kombinieren. Der Fachausdruck dafür ist „viraler Vektor". Viren dringen leicht in fremde Zellen ein, können an deren DNA anbinden und den Stoffwechsel verändern.

Wenn jetzt die Anbindung eines Bruchstücks der menschlichen DNA an die DNA der Bakterienzelle gelungen ist, sprechen wir von einer rekombinanten DNA; die produzierten Wirkstoffe heißen rekombinante Proteine. Es sind immer Eiweißstoffe. Das Insulin, das wir als Arznei verabreichen, ist ein rekombinantes Protein. Es wird bis jetzt noch nicht als komplettes Molekül im Bakterium produziert, wir können aber Bakterien durch gentechnische Eingriffe dazu bringen, jeweils ein halbes Insulinmolekül zu produzieren. Durch einen nachgeschalteten Prozess werden im Labor beide Hälften zusammengefügt.

Dieser Herstellungsprozess klingt kompliziert, und das ist er auch. Neben dem eben beschriebenen Weg gibt es noch andere Möglichkeiten, fremde DNA in Zellen einzuschleusen. Dabei müssen nicht immer Bakterienzellen eingesetzt werden. Mittlerweile benutzen wir isolierte vermehrungsfähige Zellen aus Pilzen, Pflanzen, Tieren oder sogar Menschen. Wir können sie dazu bringen, biologisch wirksame Stoffe herzustellen, für die sie ursprünglich nicht programmiert sind. Ein Ende ist nicht abzusehen.

Nicht verwechseln: Biotechnik und Gentechnik

Ich habe Ihnen jetzt zwei Verfahren der biopharmazeutischen Wirkstoffgewinnung vorgestellt. Das erste, die Penicillingewinnung, nennen wir Biotechnik. Wir haben die Syntheseleistung eines Pilzes genutzt, ohne seine genetische Ausstattung zu verändern. Das zweite Verfahren, die Insulinproduktion, nennen wir Gentechnik. Hier kann die Zelle die Syntheseleistung erst nach der Veränderung eines oder mehrerer Gene erbringen. Besonders das gentechnische Verfahren, die Gewinnung so genannter rekombinanter Arzneistoffe, machte und macht noch gewaltige Fortschritte.

Wir haben beim Arbeiten mit diesen Verfahren auch gelernt, dass die Wirkstoffe nicht bis zum letzten Atom mit körpereigenen Wirkstoffen identisch sein müssen, um ihre volle Wirkung zu entfalten. Manche sind leicht abgewandelt sogar wirkungsvoller. Aber das muss in jedem Fall in langwierigen Prüfungen herausgefunden werden.

Mit Hilfe der Gentechnik können wir komplizierte Moleküle gewinnen, deren chemische Synthese nicht so einfach möglich ist. Bei diesen Stoffen ist für die biologische Wirkung nicht nur die chemische Zusammensetzung wichtig, sondern auch die räumliche Anordnung einzelner Molekülteile zueinander. Stellen Sie es sich bildlich vor: Das Molekül kann bei gleicher chemischer Zusammensetzung zum Beispiel gefaltet oder gekrümmt sein, platt oder kugelförmig. Eine Wirkung im Körper löst es nur aus, wenn es wie ein Schlüssel ins Schloss an einen entsprechend gestalteten Empfänger in unserem Körper passt. Ist es allerdings falsch gefaltet oder im falschen Winkel gekrümmt, löst es gar keine oder eine unerwünschte Wirkung aus.

Viele neue Arzneimittel werden mittlerweile mit Hilfe der Gentechnik hergestellt. Es sind Arzneimittel gegen sehr seltene Krankheiten, aber auch Impfstoffe, Hormone, Gerinnungsfaktoren, Diabetesmedikamente, Mittel gegen Krebs, Rheuma, Asthma, Schuppenflechte, Osteoporose. Und das ist nur eine kleine Auswahl. Auch für die Behandlung einer bestimmten Form der Alzheimerkrankheit gibt es mittlerweile Hoffnung dank gentechnischer Forschung.

Ich beobachte an Patienten in meiner Apotheke, dass mit diesen modernen Arzneimitteln Menschen in einem Umfang geholfen werden kann, wie es früher nicht möglich gewesen wäre. Und ich sehe, dass Kinder ein normales Leben führen können, die früher aufgrund von Krankheiten wie Asthma, Rheuma, Krebs oder Kleinwuchs in vieler Hinsicht sehr eingeschränkt oder benachteiligt waren. Sie bekommen Arzneimittel, die ihre Lebensqualität verbessern und ihr Leben verlängern, und sie sind dankbar dafür.

Biopharming – Pflanzenarzneimittel der Zukunft?

Beim Biopharming lassen wir den Wirkstoff von einer Pflanze produzieren und brauchen ihn nur noch zu „ernten". Wir fragen auch nicht mehr, welchen heilenden Stoff eine Pflanze von selbst produziert, sondern „beauftragen" sie, einen von uns gewünschten Wirkstoff herzustellen. Ganz einfach ist das nicht. Die entsprechenden Pflanzen müssen dazu genetisch verändert werden. Das ist heute keine Hexerei mehr. Ihnen wird eine Erbinformation aus einer anderen Pflanze, möglicherweise auch einem Tier, eingesetzt, und sie produzieren dann die gewünschten Stoffe. Meist handelt es sich dabei um komplexe Eiweißmoleküle oder Bruchstücke davon.

Bis jetzt wurden solche Stoffe, zum Beispiel Insulin, aus gentechnisch veränderten Bakterien, Hefen und Zellkulturen hergestellt. Pflanzen können aber kompliziertere Moleküle als Mikroorganismen erzeugen, und man könnte die Produktion leichter dem Bedarf anpassen.

Auf der anderen Seite tauchen vielerlei Probleme auf, die mit der Entwicklung transgener Organismen verbunden sind. Wir kennen das schon vom Anbau genmanipulierter Pflanzen für die menschliche oder tierische Ernährung. Ein weiteres

Problem ist das Beschaffen der Anbaufläche, die man für diese Arzneipflanzen brauchen würde. Schon allein um die wachsende Anzahl Menschen auf unserem Planeten zu ernähren werden wir sehr achtsam mit landwirtschaftlich nutzbaren Flächen umgehen müssen.

Trotz allem: Die Forschung ist nicht zu bremsen – und Probleme sind dazu da, gelöst zu werden. Das erste Arzneimittel, das durch das so genannte Biopharming erzeugt wurde, ist schon ein paar Jahre auf dem Markt. Der Wirkstoff ist ein Enzym, ein komplexes Eiweißmolekül mit dem Namen Taliglucerase alpha. Es wird mit Erfolg eingesetzt bei Morbus Gaucher, einer seltenen vererblichen Krankheit, die zum Tod führt, weil im Körper in verschiedenen Organen Stoffe gespeichert werden, die eigentlich ausgeschieden werden müssen. Die Herstellung dieses Wirkstoffs erfolgt aus gentechnisch veränderten Karottenzellen. Allerdings im Bioreaktor, nicht im Freiland.

Nun darf man sich das nicht so vorstellen, dass die Pflanze oder der Zellbrei ganz schnell zum Arzneimittel führt. Die Gewinnung und Reinigung des Wirkstoffs ist noch sehr aufwendig. Aber der wesentliche Syntheseschritt wurde bereits in der Pflanze vollzogen. Mit Sicherheit werden weitere Arzneimittel folgen: Insuline, Arzneimittel gegen Hepatitis und verschiedene Krebserkrankungen, gegen Mukoviszidose, aber auch Impfstoffe. Sie werden oft PMP genannt, Plant Made Pharmaceuticals. Ob ihnen die Zukunft gehört, wird sich zeigen.

Es ist in jeder Hinsicht ein weiter Weg vom Kamillentee bis zu dem von der Pflanze produzierten, für eine ganz bestimmte Krankheit maßgeschneiderten Wirkstoffmolekül. Die schwer kranken Patienten, denen mit einem neuen Wirkstoff geholfen werden kann, wird es freuen. Andere, wahrscheinlich Gesunde, mögen solche Produktionsprozesse schlichtweg ablehnen, weil ihnen alles suspekt oder frevelhaft erscheint, was mit genetischen Veränderungen zu tun hat. Für Wissenschaftler hingegen mag das alles nur ein Zwischenschritt sein. Schließlich wäre es viel effektiver, statt der Pflanze den kranken Menschen gentechnisch so zu verändern, dass er den Wirkstoff in seinem eigenen Körper produziert. Daran wird gearbeitet.

Was bringt die Zukunft?

Sind gentechnisch erzeugte Arzneistoffe nun die Lösung aller Probleme? Sicher nicht. Vielleicht eine Zwischenstufe? Eventuell. Sie geben aber Anlass zu vielen Überlegungen. Was wollen oder können wir noch tun? Wie weit können oder wollen wir noch gehen? Wer bekommt diese teuren Arzneimittel, wenn das Geld nicht für alle reicht? Und wer wird bestimmen, wer was bekommt?

Es bleibt spannend!

Arzneimittel zum Impfen

Die natürliche Abwehr mobilisieren

Impfstoffe sind in mehrerer Hinsicht besondere Arzneimittel. Mit „normalen" Arzneimitteln werden in der Regel kranke Menschen behandelt, damit sie gesund werden. Anders ist es bei Impfstoffen. Sie werden gesunden Menschen verabreicht, um sie vor zukünftigen Krankheiten zu schützen. Dazu nimmt man in Kauf, dass ein gesunder Mensch mit einem Krankheitserreger oder einer krank machenden Substanz infiziert wird. Einfach gesagt: Er wird krank gemacht, aber nur so weit, dass er die Krankheit aus eigener Kraft überwinden kann. Wenn ihn später entsprechende Krankheitserreger angreifen, kann er sie abwehren. Er hat im wahrsten Sinn des Wortes „Abwehrstoffe" gebildet, die ihn schützen. Genau genommen schützen sie nicht nur ihn; wenn er nicht erkrankt, kann er keine anderen Menschen infizieren, damit werden auch andere geschützt.

Falls Sie Kinder haben, die zum ersten Mal geimpft werden sollen, wissen Sie bestimmt, wie das ist. Man überlegt: Soll ich mein Kind dieser Situation aussetzen? Was ist, wenn es durch die Impfung dauerhaft geschädigt wird? Vielleicht hätte es ja nie die Krankheit bekommen, gegen die ich jetzt impfen lasse. Und wenn doch? Wenn es dann durch einen schweren Krankheitsverlauf unheilbar geschädigt wird? Egal was ich tue, ich kann schuld daran sein, dass mein Kind Schaden nimmt.

Keine einfache Situation. Aber was ist schon einfach, wenn man das Beste für sein Kind will und nicht weiß, was das Beste ist, weil man nicht in die Zukunft sehen kann?

Information kann bei der Entscheidung helfen. Aber wem will man glauben? Den nüchternen Zahlen und Statistiken, die von offizieller Seite veröffentlicht werden und den Nutzen der Schutzimpfungen belegen? Oder doch lieber einer herzzerreißenden Story, die durch die Medien geht?

Ich bin Apothekerin und kann nur mit sachlichen Informationen dienen, aber vielleicht hilft das ja.

Verbesserte Verträglichkeit

Was die Impfstoffe angeht, beobachten wir in den letzten Jahrzehnten eine geradezu rasante Entwicklung hin zu besserer Verträglichkeit. Das hat verschiedene Gründe. So gibt es besser verträgliche Konservierungsmittel als früher, damit fallen viele unangenehme Reaktionen wie Schmerzen, Schwellungen und Allergien weg. Das Vermehren der Krankheitserreger in Hühnereiern wird zunehmend abgelöst durch Vermehrung in Hefen oder Zellkulturen. Damit entfallen bei vielen Impfstoffen die allergischen Reaktionen auf Spuren von Hühnereiweiß.

Aber der größte Fortschritt: In vielen Fällen muss gar nicht mehr der komplette vermehrungsfähige Krankheitserreger verabreicht werden, sondern es sind tote Erreger oder auch nur Teile davon. Damit ist ausgeschlossen, dass die geimpfte Person die entsprechende Krankheit bekommt. Unerwünschte Wirkungen können nach den Injektionen trotzdem auftreten; schließlich wurde ein körperfremdes Stoffgemisch injiziert, und das löst bei einigen Menschen mehr oder weniger starke Reaktionen aus wie jede andere Injektion.

In einigen Fällen müssen immer noch lebende Erreger verabreicht werden. Diese Impfstoffe heißen Lebendimpfstoffe. Darunter fallen Masern-, Mumps-, Röteln- und Windpockenimpfstoff. Die Erreger sind allerdings durch verschiedene Behandlungen so weit abgeschwächt, dass sie die Krankheiten nicht mehr auslösen können, aber das Immunsystem trotzdem zur Bildung von Antikörpern anregen. Erstaunlicherweise ist es besser, wenn man diese Impfstoffe alle zusammen auf einmal als Kombination gibt. Eine Verabreichung nacheinander bedeutet, mehr Spritzen zu geben und lange Zeit mit den Impfungen beschäftigt zu sein. Es müssen nämlich immer bestimmte Impfabstände eingehalten werden.

Sie haben es beim Lesen sicher schon vermutet: Wenn es Lebendimpfstoffe gibt, wird es wohl auch Totimpfstoffe geben. Richtig! Hier wird mit abgetöteten Erregern geimpft, beispielsweise bei Hepatitis A, Tollwut, Kinderlähmung und der durch Zecken übertragbaren Hirnhautentzündung. Dadurch ist ausgeschlossen, dass jemand durch die Impfung mit diesen Krankheiten infiziert wird. Impfreaktionen können natürlich auftreten, wie schon oben erwähnt, sie sind aber nicht Zeichen einer Infektion mit dem Erreger.

Doch die Entwicklung geht noch weiter. Es gelingt in vielen Fällen schon, eine Bildung von Abwehrstoffen in Gang zu setzen, wenn man nur Teile der Erreger verabreicht. Diese Teile enthalten die so genannten Antigene, die letztlich die Immunreaktion auslösen. Unser Immunsystem erkennt viele Krankheitserreger, Bakterien oder Viren, an charakteristischen Anordnungen von Eiweißmolekülen an ihrer Oberfläche, als würde es sie mit einem Scanner abtasten und sich nur bestimmte Strukturen merken.

In einigen Fällen ist es sogar schon gelungen, solche Strukturen herzustellen, also Teile der Erregeroberfläche. Sie werden als Impfung verabreicht, und sofort beginnt das menschliche Immunsystem mit der Produktion von Antikörpern, also Abwehrstoffen. Diese machen im Ernstfall die Erreger unschädlich. So impfen wir heute gegen Hepatitis B, Keuchhusten und Grippe.

Wieder anders gehen wir bei der Impfung gegen Tetanus und Diphterie vor. Die Bakterien werden in großen Behältern in Lösungen kultiviert. Dabei geben sie ihr Gift – das Fachwort dafür: Toxin – in die Umgebung ab. Das Toxin ist hier der Stoff, der die Krankheit bewirkt. Es wird isoliert, gereinigt und muss dann noch so bearbeitet werden, dass es nicht mehr giftig ist, aber von unserem Immunsystem trotzdem als Antikörper angesehen wird. Das gelingt, indem es fest an ein Aluminiumsalz gebunden wird. Es ist sozusagen gefesselt, kann nicht mehr aktiv werden, wird allerdings trotzdem erkannt, und die Antikörperbildung setzt ein.

Tetanusimpfstoff ist ein besonders gutes Beispiel für die Fortschritte, die wir bei der Impfstoffherstellung gemacht haben. Er wurde früher aus dem Blut infizierter Großtiere gewonnen, etwa Pferden oder Kühen. Daher konnte er Spuren von Bluteiweiß dieser Tiere enthalten. Bei einer wiederholten Impfung kam es unter Umständen zu einer lebensgefährlichen allergischen Reaktion. Das ist alles Vergangenheit dank intensiver Forschung und Verbesserung der Herstellungs- und Reinigungsverfahren.

Ein Impfthema beschäftigt uns aber jedes Jahr aufs Neue. Wir lesen etwa ab Ende der Sommerferien in gefühlt allen Zeitungen: „Lassen Sie sich gegen Grippe impfen!“ Und dann wird beschrieben, wie viele Menschen im letzten Jahr an der Grippe gestorben sind, und mit wie vielen Opfern wir rechnen müssten, wenn eine Grippeepidemie käme oder gar eine Pandemie.

Epidemie steht für ein lokal begrenztes Auftreten vieler Grippeerkrankungen in einer Saison, als Pandemie bezeichnen wir ein weltweites Auftreten. Die Meldung in den Nachrichten heißt dann etwa: „Vogelgrippe – Epidemie im asiatischen Raum“. Und ein paar Tage später lesen wir: „Müssen wir uns vor einer Pandemie fürchten?“ Ja, das müssen wir, jedes Jahr wieder. Der Grund liegt in der phänomenalen Verwandlungsfähigkeit der Grippeviren.

Wie oben beschrieben erkennt unser Immunsystem ein Virus an seiner Oberfläche. Wir bilden Antikörper gegen bestimmte Strukturen, so dass wir den Erreger bei einer erneuten Begegnung sofort abwehren können. Diese Immunität hält nach der Impfung jahrelang, manchmal lebenslänglich an, aber nicht nach der Grippeimpfung.

Viren sind listig. Sie können sich nicht selbst vermehren, im Gegensatz zu Bakterien. Viren verankern die Information zur Vermehrung im Erbgut einer Zelle, die zur Vermehrung fähig ist, zum Beispiel einer menschlichen Zelle. Diese Zelle produziert dann Viren, die wiederum weitere Zellen infizieren. Im Zug dieser Vermehrung, die bei Grippeviren besonders schnell abläuft, passieren Fehler bei der Übertragung der Erbinformation. Nicht viele, nur jedes zehntausendste bis hunderttausendste Virus ist ein wenig anders. Das ist aber bei der großen Zahl der produzierten Grippeviren eine ganze Menge. Und gegen diese anderen Viren schützt uns die Grippeimpfung vom vergangenen Jahr nicht unbedingt. Sie können sich in Ruhe weiter vermehren, besser gesagt vermehren lassen. Der Fachausdruck für diese Art Veränderung ist „genetische Drift". Einfach gesagt „Fehler beim Kopieren". Die Fehler sind in der Regel klein, so dass unsere Schutzmechanismen nicht ganz versagen. Dann treten lokal vermehrt Grippeerkrankungen auf, die sich aber selten ausweiten.

Grippeviren können uns auch anderweitig überlisten. Sie können Teile ihrer Erbinformationen untereinander austauschen. Der Fachausdruck dafür ist genetischer Shift. Es entstehen dabei neue Viren, gegen die wir keine Abwehrstoffe haben. Ihnen kann es sogar gelingen, auf eine andere Art Wirt überzuspringen, zum Beispiel vom Vogel zum Menschen. Die neuen Viren müssen nicht unbedingt aggressiver oder ansteckender sein als ihre Vorläufer, aber immer wieder entstehen Erreger, die sehr ansteckend sind und gleichzeitig starke Grippesymptome verursachen. Dagegen ist die Grippeimpfung aus dem vergangenen Jahr nicht hundertprozentig wirksam. Diese neu entstandenen Grippeviren haben ihre große Ansteckungsfähigkeit oft von einem Menschenvirus und ihre Aggressivität von einem Vogelvirus. Das heißt nicht, dass jedes Virus, das durch genetischen Shift entstanden ist, zu einer Pandemie mit vielen tödlichen Grippeerkrankungen führt – aber die Möglichkeit besteht. Deshalb werden bei uns vorbeugend Tausende von Vögeln getötet, wenn man ein neues Grippevirus bei ihnen entdeckt.

Für uns Menschen heißt das, dass wir uns jedes Jahr gegen Grippe impfen lassen sollen. Selbst wenn der Impfstoff nicht genau auf das jeweils aktive Virus abgestimmt ist, wird doch das Immunsystem zur Bildung von Abwehrstoffen angeregt, und ein teilweiser Schutz ist immer noch besser als gar keiner.

Schutz im Ernstfall

Impfstoffproduktion dauert Monate. Es handelt sich um einen sehr komplizierten Herstellungsvorgang, in den viele Sicherheitsprüfungen eingebaut sind, und zwar für jede produzierte Charge. Normalerweise haben wir genug Zeit für die Produktion, aber im Fall einer heranrollenden Grippewelle wird die Zeit knapp.

Die klassische Produktion im Hühnerei erfordert mindestens ein halbes Jahr. Bei der neueren Methode in Zellkulturen dauert es etwa 16 Wochen, bis der Impfstoff fertig ist. In dieser Zeit wären wir der Grippe schutzlos ausgeliefert. Es gibt zum Überbrücken allerdings antivirale Medikamente zum Schlucken. Sie wirken so, wie Antibiotika gegen Bakterien wirken, gegen Viren.

Alles in allem rüsten wir jedes Jahr aufs Neue auf, um im Fall einer Epidemie oder gar Pandemie gerüstet zu sein. Staatliche Stellen lagern seit Jahren antivirale Arzneimittel ein, die teuer sind und in den letzten Jahren nicht gebraucht wurden. Sie verfallen natürlich nach ein paar Jahren und müssen durch neue ersetzt werden. Allerdings werden nicht nur fertige Arzneimittel eingelagert, sondern aus Platz- und Kostengründen große Mengen der wirksamen Substanzen. Im Fall einer Pandemie müssten dann daraus schnell und in großen Mengen

Säfte für Kinder oder Kapseln für Erwachsene hergestellt werden.

Wo? In den Apotheken. Möglicherweise wird die Produktion in großen Apotheken vorgenommen, weil die mehr Platz haben. Aber jeder Apotheker könnte zur Produktion herangezogen werden, zum Beispiel im Schichtdienst in den jeweiligen Herstellerapotheken. Wir wünschen uns diese Situation nicht, aber das Know-how hat jeder Apotheker, und mit Nacht- und Notdiensten sind wir sowieso vertraut.

Placebo

Aktivierung der Selbstheilungskräfte

Diskussionen über die Wirksamkeit von Arzneimitteln kommen in der Apotheke täglich vor. Ganz besonders seit es die Rabattverträge gibt, behaupten immer wieder einzelne Patienten, dass ihnen das Produkt eines bestimmten Herstellers ganz prima geholfen hätte, das von einem anderen Hersteller aber nicht so gut. Beide Arzneimittel sind gleich, das steht fest. Allerdings steht ein anderer Hersteller auf der Packung.

Da kann man schon ins Grübeln kommen. Hat der Patient eventuell ein anderes Arzneimittel zusätzlich eingenommen? Hat er etwas gegessen, das die Wirkung beeinflussen könnte? Ist seine Krankheit schlimmer geworden, so dass er vielleicht mehr von seinem Medikament braucht?

Wir diskutieren jetzt nicht lange, sondern sorgen dafür, dass er beim nächsten Rezept sein „altes" Arzneimittel bekommt. Und siehe da: Beim nächsten Besuch berichtet er strahlend, dass jetzt wieder alles in Ordnung sei.

Ein anderer Fall: Ein Patient bekommt zum ersten Mal ein Mittel gegen Rückenschmerzen verschrieben und ich gebe es ihm. Bei der Rezeptkontrolle, die die Apotheke durch ein Rechenzentrum vornehmen lässt, stellt sich heraus, dass er aus Versehen ein Mittel gegen Sodbrennen bekommen hat. Das kann den Schmerz gar nicht lindern. Da hilft jetzt nur Schadensbegrenzung. Das heißt hingehen, erklären, entschuldigen, das Medikament umtauschen und hoffen, dass er mir verzeiht. Und dann erfahre ich, dass der Patient mit seinem Arzneimittel ganz glücklich war, weil es so gut gegen die Schmerzen geholfen hat.

Im ersten Fall ist zunächst eine Wirkung nicht eingetreten, die hätte eintreten müssen. Und im zweiten Fall ist eine Wirkung eingetreten, die durch dieses Arzneimittel gar nicht eintreten kann. Jedenfalls nicht, wenn wir die Arzneimittelwirkung als eine rein biochemische Reaktion begreifen, die bei derselben Krankheit immer dieselben Ergebnisse hervorbringt. Das wäre so, als würden wir jede Krankheit als Störung auf einer körperlichen Ebene ansehen, die es mit einem Medikament zu beseitigen gilt. Etwa so, wie wenn bei einem Auto ein Ölwechsel gemacht wird, und danach läuft es wieder wie neu.

Der Vergleich ist übrigens gar nicht schlecht. Früher, als man an seinem Auto den Ölwechsel noch selbst machen konnte, gab es etliche Autoliebhaber, die erzählten, dass ihr Automotor nur mit dem Öl eines bestimmten Herstellers rund liefe. Bei allen anderen Fabrikaten ruckelte es. Über dieses Thema konnte man sich im Freundeskreis so ausgiebig und lange unterhalten wie heute über Krankheiten.

Unerwartete Effekte treten bei der Anwendung von Arzneimitteln häufig auf. Wir sprechen dann von einem Placebo-Effekt. Ein Placebo im strengen Sinn ist ein Arzneimittel ohne Wirkstoff, das aber trotzdem eine Wirkung oder auch verschiedene Wirkungen hervorruft. Wenn es eine erwünschte Wirkung ist, nennen wir es Placebo, deutsch: Ich werde gefallen. Wenn es eine unerwünschte Wirkung ist, nennen wir es Nocebo, deutsch: Ich werde schaden.

Die Placebo-Wirkung ist bekannt, aber noch längst nicht in allen Einzelheiten geklärt. Es gibt allerdings gute Ansätze. So wissen wir, dass die Erwartungshaltung des Patienten eine große Rolle für die Aktivierung der Selbstheilungskräfte spielt. Die Erwartungshaltung ist groß, wenn der Patient an die Wirksamkeit des Arzneimittels glaubt. Auch sein Wille und seine Hoffnung, gesund zu werden, verstärken die Selbstheilungskräfte.

Positive Effekte lassen sich außerdem auf das Aussehen der Medikamente zurückführen. Das ist alles schon erforscht. So weiß man, dass besonders kleine oder besonders große Tabletten einen größeren Placebo-Effekt haben als mittelgroße. Darüber hinaus wird bei der Verabreichung von Spritzen eine bessere Placebo-Wirkung beobachtet als bei der Tablettengabe. Es ist auch bekannt, dass rote und orangefarbene Dragees eher eine anregende Wirkung haben, grüne und blaue eher eine beruhigende. Schauen Sie mal Ihre Vitamintabletten an, falls Sie welche haben. Ich tippe auf orange oder rötlich, eventuell braun.

Eine sehr große Rolle spielt das Verhältnis zum Therapeuten. Zuwendung, Erklärung, Verständnis und Zeit machen einen sehr großen Teil des Placebo-Effekts aus.

Selbst der Preis spielt eine Rolle. Bei Verabreichung eines teuren Mittels wird eher eine positive Wirkung empfunden als bei einem Mittel, das nicht viel kostet.

Viele Krankheiten bessern sich auch ohne Medikamente. Wenn nun ein Patient gleichzeitig ein Arzneimittel ohne Wirkstoff eingenommen hat, wird er diesem Mittel die Besserung zuschreiben.

Wir verkaufen in der Apotheke Placebo-Tabletten. Nicht etwa unter einem fantasievollen Namen, nein, sie heißen Placebo. Es sind relativ kleine weiße Tabletten, abgepackt wie die meisten Tabletten zu zehn Stück in einem Blister. Auf der Schachtel steht die Zusammensetzung. Es ist natürlich kein Wirkstoff angegeben, weil ja keiner drin ist. Eine Indikation, also gegen Zahnschmerzen, Schnupfen usw. steht nicht drauf, weil es ja keine gibt. Alles andere wäre eine Täuschung des Verbrauchers und ist auch aus ethischen Gründen abzulehnen.

Diese Tabletten werden oft Menschen verabreicht, die ohne Schlaftablette nicht einschlafen können. Sie bekommen zum Beispiel jeden zweiten Abend eine Tablette ohne Wirkstoff und schlafen trotzdem gut. Allerdings wissen sie nicht, dass es keine Schlaftablette ist.

Jetzt hatten wir in der Apotheke den interessanten Fall, dass ein Kunde für sich Placebo-Tabletten kaufte. Ich habe natürlich gefragt, was er damit machen will. Daraufhin hat er mir erklärt, dass er im Fernsehen eine Sendung über Placebos gesehen hat, und das wollte er jetzt bei sich ausprobieren. Er hat Gelenkbeschwerden und wollte mit Hilfe von Placebos seinen Schmerzmittelverbrauch reduzieren. Meinen Einwand, dass es eventuell gar nicht funktionieren könnte, weil er doch weiß, dass es Tabletten ohne Wirkstoff sind, hat er entkräftet. Er hat gelesen, dass Placebos bei 60 Prozent der Anwender eine Wirkung haben, und das probiert er jetzt aus.

Nach drei Wochen hat er die nächste Packung geholt und freudestrahlend berichtet, dass er etwa ein Drittel weniger Schmerztabletten gebraucht hat. Ich konnte das erst gar nicht glauben. Dann habe ich einen Wissenschaftler gefragt, der über Placebo forscht, und er hat mir versichert, dass so etwas durchaus vorkommt.

Gerade am Beispiel Schmerz lässt sich die Placebo-Wirkung ganz gut erklären. Wenn irgendwo im Körper Schmerz entsteht, wird das ganz schnell dem Gehirn gemeldet. Das Gehirn bewertet den Schmerz und aktiviert körpereigene Systeme, die ihn regulieren. Damit wird der Schmerz nicht einfach verdrängt, sondern wirklich gelindert. So erklärt sich auch, dass Schmerz nicht gleich Schmerz ist. Je nachdem, wie das Gehirn darauf reagiert, empfinden verschiedene Menschen einen Schmerz als unterschiedlich stark oder unangenehm. Seit man das weiß, geht man anders mit den Schmerzpatienten um.

Früher gab man den Patienten, zum Beispiel nach einer Operation, dreimal täglich eine Spritze mit einem Schmerzmittel, das musste reichen. Wie stark die Schmerzen nach der Operation waren, glaubte der Arzt zu wissen, nämlich bei allen gleich. Und so legte er die Dosis des Schmerzmittels fest. Heute lässt man die Schmerzpatienten die Stärke des Schmerzes auf einer Skala von eins bis zehn festlegen. Dann bekommen die, die offensichtlich weniger Schmerzen empfinden, weniger Schmerzmittel. Die anderen erhalten mehr, je nachdem, wie sie ihren Schmerz eingeordnet haben.

Bei sehr starken Schmerzen bekommen die Patienten eventuell ein Basisschmerzmittel als Infusion und können sich mit Hilfe einer Pumpe bei unerwarteten Schmerzattacken eine Extradosis spritzen. Auch hier zeigt sich ein Placebo-Effekt: Wenn die Patienten das selbst machen können, brauchen sie weniger Schmerzmittel als wenn sie jedes Mal eine Schwester rufen müssen.

Beim Testen von Arzneimitteln muss zur Beurteilung der Wirkung der Placebo-Effekt berücksichtigt werden. Ein Arzneimittel, das einen Wirkstoff enthält, muss im Test besser abschneiden als ein Placebo. Getestet wird an zwei Patientengruppen. Eine Hälfte bekommt Placebo, die andere Hälfte Wirkstoff. Im Idealfall, dem so genannten Doppelblindversuch, weiß auch der Arzt nicht, welche Probandengruppe was bekommt. Auf diese Weise will man möglichst objektive Testergebnissen erzielen. Doch selbst wenn das Arzneimittel viel besser wirkt als das Placebo, müssen wir unterstellen, dass ein Teil der Wirkung ein Placebo-Effekt ist.

Neuere Arzneimitteltests nehmen deshalb als Vergleich kein Placebo, sondern ein schon existierendes Arzneimittel, etwa gegen hohen Blutdruck. Beide Mittel müssen aber aus derselben Wirkstoffgruppe sein, zum Beispiel zwei Betablocker oder zwei ACE-Hemmer. Nur so kann ein Arzneimittel seine bessere Wirkung gegenüber dem anderen beweisen – oder auch nicht.

Es gibt keine Hinweise darauf, dass so etwas wie eine Placebo-Persönlichkeit existiert, also so etwas wie ein eingebildeter Kranker, der besonders heftig auf praktisch alles reagiert. Doch man kennt Beschwerden und Krankheiten, bei deren Behandlung der Placebo-Effekt besonders ausgeprägt ist. Wenn die Psyche bei den Beschwerden eine Rolle spielt, ist der Placebo-Effekt hoch. Dazu gehören zum Beispiel Schlafprobleme, Schmerzen, bestimmte Formen von Angst und depressive Verstimmung. Übrigens wird der Placebo-Effekt nicht nur von Arzneimitteln ausgelöst, sondern auch von der Art der Behandlung durch den Arzt und die Beratung in der Apotheke. Freunde und Familie spielen ebenfalls eine große Rolle.

Wenn dagegen eine Infektion mit einem Antibiotikum behandelt werden muss, ist der Placebo-Effekt vergleichsweise gering. Das gilt auch für die Chemotherapie von Krebserkrankungen oder eine Therapie mit Hormonen.

Wie schon erwähnt wird das Nocebo-Phänomen als das Gegenstück des Placebo-Effekts bezeichnet. Damit ist gemeint, dass wegen der Erwartung einer Nichtwirkung oder einer Nebenwirkung beides eintreten kann. Das klassische Beispiel, jedenfalls in der Apotheke, ist ein Patient, der den Beipackzettel seines Arzneimittels durchgelesen hat und anschließend die Nebenwirkungen bei sich feststellt. Interessant daran ist, dass er diese Wirkungen nicht feststellte, bevor er den Beipackzettel gelesen hatte.

Es wäre voreilig zu sagen, dass das nur Einbildung sei. Genau wie der Körper schmerzstillende Stoffe produzieren kann, kann er auch Stoffe bilden, die Schmerzen oder Beschwerden erzeugen. Die empfundenen Nebenwirkungen sind daher real und müssen in irgendeiner Form behandelt werden, entweder durch Aufklärung oder durch Wechsel des Arzneimittels. Das ist oft keine leichte Aufgabe. Wenn Patienten erst einmal misstrauisch geworden sind, werden sie bei jedem Wechsel des Arzneimittels den Beipackzettel ganz genau lesen und wieder Nebenwirkungen feststellen. Das kann so weit gehen, dass ernsthafte Erkrankungen nicht ausreichend behandelt werden können, weil der Patient wegen der Nebenwirkungen das Arzneimittel nicht einnimmt.

Denn wie bei der Placebo-Wirkung ist auch beim Auftreten eines Nocebo-Effekts die Erwartungshaltung des Patienten entscheidend. Dazu liefert ein Beipackzettel ausreichend Anregungen, wie jeder weiß, der diese Informationen wirklich durchliest. Zusätzlich trägt zum Nocebo-Effekt die Berichterstattung über Arzneimittel in den Medien bei.

Eine immer größere Rolle spielen Informationen aus dem Internet. Das kann Arzneimittel betreffen, aber auch selbst gestellte Diagnosen. Viele Menschen fühlen sich krank und schauen erst einmal im Internet, welche Krankheit zu ihren Symptomen passen könnte. Einige kommen dabei zu der Überzeugung, dass sie mindestens an Krebs, multipler Sklerose, Parkinson oder beginnender Alzheimer-Demenz leiden. Wenn sie dann zum Arzt gehen, um ihre Diagnose bestätigen zu lassen, macht das dem Arzt vielleicht viel Arbeit. Aber den Patienten ist wenigstens geholfen, wenn sich herausstellt, dass sie nicht todkrank sind. Es gibt jedoch auch Patienten, die damit nicht zum Arzt gehen. Sie sammeln immer mehr scheinbare Beweise, die ihre Diagnose bestätigen und verfallen in eine Depression. Sie teilen sich niemandem mit und versuchen gelegentlich, sich selbst zu helfen.

So hat mir ein älterer Mann, der Kunde in unserer Apotheke ist, vor einigen Wochen berichtet, dass er sich in den letzten vier Wochen für fast 900 Euro Arzneimittel im Internet besorgt hat, um seine selbst diagnostizierte Demenz zu behandeln – ohne Erfolg. Er hat sich an mich gewandt, weil er wissen wollte, ob es bei uns billigere Arzneimittel gibt. Diese Selbstbehandlung könnte er sich auf Dauer nicht leisten. Ich konnte ihn zum Arztbesuch bewegen und mittlerweile ist er in einer Therapie. Behandelt wird nicht die Demenz, die er nicht hat, sondern eine depressive Störung. Erste Erfolge zeichnen sich schon ab.

Außer schriftlichen Informationen können mündliche Informationen vonseiten des Arztes, des Apothekers und aus dem Bekanntenkreis zum Nocebo-Effekt beitragen. Das weist auf ein Dilemma hin, das besonders für den Arzt aus der Nocebo-Wirkung entsteht: Einerseits ist er zur Aufklärung des Patienten verpflichtet, andererseits läuft er Gefahr, gerade durch die Aufklärung seinem Patienten zu schaden und damit ein anderes ärztliches Gebot, „primum non nocere“ (zuerst nicht schaden), zu missachten.

Aus diesem Grund stellt sich immer wieder die Frage, ob im Beratungsgespräch oder auf dem Beipackzettel die seltener auftretenden Nebenwirkungen nicht einfach verschwiegen werden sollten. Die Antwort ist: nein. Es ist keine medizinische, sondern eine juristische Frage. Die Rechtsprechung verlangt, dass Ärzte ihre Patienten vollständig über die Risiken von Behandlungen aufklären müssen. Dahinter stehen das Bild vom mündigen Patienten und die Annahme, Menschen seien in ihrer Entscheidungsfindung vollständig autonom, auch wenn sie krank sind.

Für die Gestaltung des Beipackzettels gilt dasselbe. Es darf nichts verschwiegen werden. Alle bekannten Nebenwirkungen werden aufgelistet. In neueren Arzneimitteln liegen allerdings neben dem Beipackzettel schon kleine Heftchen zur Patienteninformation, die verständlicher abgefasst sind, das Positive stärker betonen und damit den Nocebo-Effekt eventuell abmildern.

Ärzte und Apotheker können durch ihre Wortwahl viel dazu beitragen, dass der Patient eine positive Erwartungshaltung entwickelt. Zwei Beispiele: Es ist besser, dem Patienten zu sagen, dass ein Medikament zu 90 Prozent gut wirkt, als zu sagen: „Immerhin hat es zehn Prozent Nebenwirkungen." Es ist auch wichtig, dem Patienten nicht zu sagen: „Der Befund ist negativ", wenn keine Krankheit gefunden wurde und der Befund für den Patienten eigentlich positiv ist. Und es ist wichtig, den Patienten wissen zu lassen, dass er jederzeit Hilfe bekommt.

Zugegeben, das müssen wir alle noch ein bisschen üben. Aber das Problem ist erkannt.

Arzneimittel der alternativen Medizin

Andere Sichtweisen auf die Gesundheit

Auf Arzneimittel kann man bei der Behandlung von Krankheiten nicht verzichten, oder doch?

Behandlung mit Arzneimitteln kommt unserer modernen Lebensweise sehr entgegen. Ein Mensch hat Schnupfen, der stört bei der Arbeit und beim Schlafen, also soll er schnell verschwinden. Kein Problem, ein entsprechendes Arzneimittel und ein Nasenspray bringen das schnell wieder in Ordnung. Selbst wenn es sich über eine Woche hinzieht, gemäß der Erkenntnis, dass Schnupfen ohne Behandlung eine Woche dauert, mit Behandlung sieben Tage, dann ist das nicht schlimm. Denn in dieser Zeit ist der Mensch nicht leidend, sondern leistungsfähig wie immer.

Ein anderes Mal hat jemand Rückenschmerzen. Da kann er sich nicht immer selbst helfen, denn die Tabletten zur Entspannung der Muskulatur sind rezeptpflichtig. Das ist aber kein Problem. Er geht schnell zum Arzt und lässt sie sich verschreiben. Ein bisschen ärgerlich ist es schon, weil es Zeit kostet. Aber der Effekt stellt sich schnell ein, der Mensch funktioniert wieder.

Solche Vorgänge arbeite ich in der Apotheke täglich mehrere ab. Und wenn sie jetzt merken, dass ich mich mit dem Satz ausgedrückt habe wie ein Buchhalter, der Arbeitsberichte abheftet, um anschließend Rechnungen schreiben zu können, liegen Sie richtig.

Unsere Medizin ist in weiten Teilen eine Reparaturmedizin und Arzneimittel sind mögliche Werkzeuge. Nicht die einzigen, aber sehr gute Werkzeuge. Sie sind sicher in der Wirkung, und man hat nicht viel Arbeit mit den Patienten. Der Mensch wird zu einer Art Objekt, das beschädigt ist und repariert wird. Das soll am besten so geschehen wie in jedem anständigen Reparaturbetrieb. Bei Ärzten und Apothekern gibt es deshalb Leitlinien, Fallpauschalen, Zeitmanagement, Qualitätsstandards, Qualitäts-Management-Systeme, Erfolgskontrollen, Fehlermanagement, Rabattverträge, Dokumentation und vieles mehr. Unter diesen Stichworten könnten Sie auch Artikel in der ADAC-Zeitschrift finden.

Und genauso fühlen sich manche Menschen, wenn sie krank sind. Wie ein Auto in der Werkstatt. Für viele ist das ganz normal. Sie kennen es nicht anders und haben mehrfach die Erfahrung gemacht, dass „alles wieder in Ordnung“ kommt.

Andere Menschen können es nicht mit ihrem Selbstverständnis in Einklang bringen, dass nur ein Teil von ihnen, nämlich der kranke, zur Kenntnis genommen und repariert wird. Sie möchten als Ganzes wahrgenommen werden, als Mensch und nicht als Krankheit.

Andere wiederum sind ängstlich. Die verordnete Arzneimitteltherapie ist ihnen unheimlich. Sie kennen die Hintergründe nicht, haben aber auf dem Beipackzettel von vielen Nebenwirkungen gelesen, und niemand hat mit ihnen darüber gesprochen oder etwas erklärt.

Schließlich ist da noch die große Gruppe der Patienten, die an schweren Krankheiten leiden und erfahren müssen, dass sie wahrscheinlich nie mehr gesund werden. Sie stellen die Warum-Frage. Warum bin ich krank? Meine Schuld oder mein Schicksal? Sie suchen Antworten, beim Arzt, in der Apotheke, im Freundes- und Bekanntenkreis, im Internet. Sie lesen Bücher und hören sich um, und sie wenden sich zum Teil alternativen Methoden oder alternativen Heilern zu. Arzneimittel sind auch bei diesen Behandlungen eine Option, aber dazu und davor kommen ganz andere Maßnahmen: aktives Zuhören, Dialoge, Fragen, Erklärungen, Ratschläge zur Lebensweise, kurz gesagt alles, was Patienten an der Schulmedizin und der rationalen Arzneitherapie vermissen.

Der Begriff Alternativmedizin im Gegensatz zur Schulmedizin hat ein bisschen etwas von Konfrontation. Er wird zunehmend durch den Ausdruck Komplementärmedizin ersetzt, der eher auf Ergänzung und Unterstützung schließen lässt. Die Schulmedizin ist stärker wissenschaftlich orientiert, zunehmend naturwissenschaftlich und technisch; die Alternativmedizin beschreibt sich gern als ganzheitliche Medizin. Ihre Behandlungsmethoden sind zum Beispiel Naturheilverfahren – von der Kräutermedizin bis zu Wasserkuren –, Akupunktur, Körpertherapieverfahren, Osteopathie, Chiropraktik, Massage, Arbeit mit Energiefeldern. Die Behandler können Ärzte sein, müssen es aber nicht.

In die Apotheke kommen die Menschen entweder wegen der Tees, die in der Naturheilkunde eine große Rolle spielen, oder wegen bestimmter Arzneimittel. Das sind einerseits homöopathische Arzneimittel, für die es in diesem Buch ein eigenes Kapitel gibt, aber ebenso anthroposophische Arzneimittel, Bachblüten oder Kräuterzubereitungen nach der Traditionellen Chinesischen Medizin.

Heilen nach Rudolf Steiners Lehre

Die anthroposophische Medizin bezeichnet sich auch als geisteswissenschaftliche Erweiterung der Schulmedizin, sozusagen als den Überbau der naturwissenschaftlich ausgerichteten Medizin. Sie geht zurück auf Rudolf Steiner (1861–1925), der in Wien Naturwissenschaften und Mathematik studierte, aber in Philosophie promovierte. Wie in der Homöopathie ist die Grundlage hier ein faszinierendes Gedankengebäude. Nach Rudolf Steiner stellt sich das Wesen des Menschen in vier Wesensgliedern dar. Alle Gesetzmäßigkeiten des Lebens drücken sich darin aus. Der physische Leib ist der sichtbare Körper, der

Ätherleib ist die Summe der Lebenskräfte des Körpers, der Astralleib ermöglicht Bewusstsein und Empfindungen, und das Ich ist das Zentrum der Persönlichkeit. Gesundheit und Krankheit werden durch das Gleichgewicht der vier Wesenskräfte bestimmt.

Die Behandlung mit anthroposophischen Mitteln hat das Ziel, die Kräfte wieder ins Gleichgewicht zu bringen, die bei der Krankheit ins Ungleichgewicht gekommen sind. Nach anthroposophischer Ansicht ist eine langdauernde Dominanz des Ätherleibs der Grund für Krebserkrankungen. Die Behandlung von Krebserkrankungen erfolgt in der anthroposophischen Medizin hauptsächlich mit Mistelpräparaten.

Nach Rudolf Steiner werden bestimmte Metalle bestimmten Organen des Menschen und ebenso bestimmten Planeten zugeordnet. Außer den Metallen gibt es auch Pflanzen, die in Beziehung zu menschlichen Organen stehen sollen. Für anthroposophische Heilmittel werden Metalle „vegetabilisiert", sozusagen eine Einheit von Metall und Pflanze erzeugt, so dass das Metall schließlich vom entsprechenden Organ aufgenommen werden kann. Die Herstellung dieser Mittel ist entsprechend kompliziert.

Es gibt viele anthroposophische Arzneimittel für die Selbstbehandlung. Dabei muss ein Mensch, der diese Arzneimittel anwendet, weder Rudolf Steiner noch seine Philosophie kennen. Es reicht, wenn er von seinem Arzt oder aus dem Bekanntenkreis eine Empfehlung bekommen hat und feststellt, dass es hilft. Viele Patienten wollen mit diesen Mitteln der „Chemie" aus dem Weg gehen. Die Wirkung der Mittel ist – wie bei der Homöopathie – mit den uns zur Verfügung stehenden Methoden nicht nachzuweisen. Wenn die Patienten sich besser fühlen, nehmen sie an, dass das Arzneimittel geholfen hat.

Ein wenig anders sieht es bei der Mistelanwendung in der Krebstherapie aus. Hier ist die Behandlung und Begleitung durch einen erfahrenen Arzt unabdingbar. Wir erleben in der Apotheke oft, dass bei Krebspatienten begleitend zur Chemotherapie und Bestrahlung Mistelpräparate aus der anthroposophischen Medizin verabreicht werden. Und selbst wenn eine Misteltherapie eventuell das Leben nicht verlängert, führt sie doch zu einer Verbesserung der Lebensqualität, weil sie Hoffnung gibt. Als Apotheker muss ich diese Therapie nicht beurteilen, aber ich muss so viel über die Hintergründe der Therapie wissen, dass sich die Patienten mit mir darüber unterhalten können. Das tun sie auch oft und freuen sich über Verständnis, Erklärungen und Mut machen zum Durchhalten der gesamten Therapie.

Therapie mit Bach-Blüten

Der britische Arzt Edward Bach (1886–1936) ist der Schöpfer, vielleicht könnte man auch sagen Erfinder, der Bach-Blüten-Therapie. Er beschäftigte sich mit Seelen- oder Gemütszuständen. Nach seiner Theorie beruht jede körperliche Krankheit auf einer Störung des seelischen Gleichgewichts. Anders gesagt drückt sich in der Krankheit ein Konflikt zwischen Seele und Persönlichkeit aus. Seine Blütenessenzen sollen eine Harmonisierung auf geistig-seelischer Ebene bewirken, die die Heilung anregt. Bach beschrieb 38 disharmonische Seelenzustände, denen er intuitiv 38 Pflanzen zuordnete. Davon werden nicht nur Blüten, sondern auch andere Pflanzenteile wie Wurzeln, Blätter oder Stängel verarbeitet. Die Herstellung der Bach-Blüten-Präparate ist denkbar einfach. Die Pflanzen werden morgens gesammelt, die gewünschten Pflanzenteile einige Stunden in Wasser gelegt, teils erwärmt oder gekocht. Damit hat man die Urtinktur, wie wir sie auch aus der Homöopathie kennen. Anschließend wird verdünnt und zur Konservierung etwas Alkohol zugesetzt.

Bach ist 1936 gestorben und hinterließ ein abgeschlossenes Werk. Seine Therapie war aber bald wieder vergessen. Sie erlebte eine Neuentdeckung nach 1970. Allgemein bekannt wurde sie in Deutschland aber erst etwa 1995 über mehrere Fernsehsendungen. Seitdem werden Bach-Blüten von vielen Menschen hauptsächlich zur Eigentherapie genutzt. Da keine Krankheiten im üblichen Sinn, sondern Seelenzustände behandelt werden, stellt sich bei der Suche nach dem passenden Arzneimittel die Frage nach Seelenzuständen. Zwei Beispiele: Bei Angst vor Konflikten, Unehrlichkeit und dem Überspielen persönlicher Probleme hilft Agrimony (Odermennig). Bei Antriebslosigkeit, Resignation und mangelndem Lebenswillen hilft Wild Rose (Heckenrose). Ehrliche Antworten kann man sich selbst geben, oder man kann im Gespräch mit einem Therapeuten herausfinden, welches Mittel in Frage kommt.

Wirken sollen die Bach-Blüten-Essenzen, indem die Blüten ihre jeweiligen Schwingungen auf das Wasser übertragen. Diese Schwingungen sollen mit menschlichen Schwingungen kommunizieren und diese harmonisieren. Es wird betont, dass es sich um Schwingungen auf geistig-seelischer Ebene handelt und keinerlei körperliche Reaktionen direkt ausgelöst werden können. Damit sind Bach-Blüten nicht mit Arzneimitteln gleichzusetzen. Sie kommen zum Einsatz bei akuten emotionalen Problemen, chronischen seelischen Belastungen, aber auch, um Wohlbefinden zu erzeugen oder die eigene Persönlichkeit weiterzuentwickeln.

Das interessanteste Präparat aus meiner Sicht sind die „Rescue-Tropfen“ oder „Notfall-Tropfen“, eine Mischung verschiedener Blütenessenzen. Der Notfall ist das, was die jeweiligen Anwender dafür halten. So erleben wir als Anwender Eltern, die ihrem Kind zum Beispiel beim Hinfallen, bei leichten Verletzungen, Erschrecken, schlimmen Träumen und schlechten Schulnoten erst einmal Rescue-Tropfen geben – und schon versiegen die Tränen. Wir haben als Kunden Studenten, die Rescue-Tropfen vor Prüfungen einnehmen, Redner und Sänger, die damit Lampenfieber bekämpfen – und einen Kunden, der sie in der Neujahrsnacht seinem Hund gibt, der Angst vor Feuerwerk hat. Alle berichten von Erfolgen.

Einerseits ist es ja schön, dass den Menschen mit einem wirklich harmlosen Mittel so gut geholfen werden kann, andererseits komme ich aber doch ins Grübeln. Braucht man für wirklich jede Situation im Leben gleich ein Medikament? Denn dafür halten es die meisten Anwender. Oder ist das nicht ein weiteres Indiz dafür, dass die so genannte Medikalisierung unserer Gesellschaft immer weiter zunimmt?

Für Letzteres spricht auch, dass sich in letzter Zeit immer mehr Angebote finden, die garantiert nicht auf Bach zurückzuführen sind, zum Beispiel: Abnehmen leicht gemacht mit Bach-Blüten-Globuli. Das ist doch einmal ein Angebot, bei dem man die Wirkung auf klassische Weise kontrollieren könnte, nämlich mit der Waage! Ich habe bis jetzt noch keine Erfolgsmeldung gehört, allerdings auch keine Globuli verkauft.

Uralte Tradition aus China

Zu den alternativen Therapien wird oft die Traditionelle Chinesische Kräutermedizin gerechnet. Sie nimmt aber eine Sonderstellung ein. Wir haben es hier mit Arzneikräutern zu tun, die eine unmittelbare Wirkung im Körper entfalten, so wie unsere schulmedizinischen pflanzlichen Arzneimittel. Allerdings ist das in der chinesischen Medizin im Rahmen einer ganzheitlichen Behandlung zu sehen. Schon die Diagnosestellung und die Beschreibung der Wirkungen der Kräuter unterscheiden sich grundlegend von westlicher Medizin. Wie in allen Kulturen der Welt hat die Behandlung mit Zubereitungen aus Heilpflanzen in China eine jahrtausendealte Tradition, vielleicht die älteste weltweit. In der zweiten Hälfte des 20. Jahrhunderts wurde bei uns nicht nur die Akupunktur populär, sondern auch die chinesische Kräutermedizin. Manchmal denke ich, dass in dem Maß, wie wir unsere Heilkräuter „verwissenschaftlichen", sich manche Menschen davon abwenden und woanders nach „natürlichen" Kräutern suchen.

Es ist allerdings keine Option, sich jetzt selbst zu behandeln und deutsche Heilkräuter einfach durch chinesische zu ersetzen. Dieser Wunsch wird in der Apotheke immer wieder mal von Kunden geäußert. Aber auch umgekehrt: Ein Therapeut hat einem Patienten eine chinesische Kräutermischung verschrieben, der möchte das aber gern „auf Deutsch". Das scheitert schon daran, dass ein deutscher Apotheker mit Huangqui, Baishu und Shanyao nicht ohne weiteres etwas anfangen kann.

Wer mit chinesischen Heilkräutern arbeiten will, entweder als Therapeut oder als Apotheker, muss praktisch ein Zweitstudium absolvieren, um sich mit einer ganz anderen Welt vertraut zu machen. Die Materie ist nicht nur kompliziert, sondern auch sehr umfangreich. Das fängt schon bei den Untersuchungsmethoden der Traditionellen Chinesischen Medizin an. Sie sind für uns ungewohnt.

Zur Untersuchung im klassischen Sinn gehören Sehen, Hören, Fühlen und Riechen. Sehen heißt, den Patienten eingehend zu betrachten, und vor allem Zungendiagnostik durchzuführen. Hören heißt nach der Vorgeschichte und den Symptomen zu fragen, aber auch die Stimme und die Ausdrucksweise auf sich wirken zu lassen. Fühlen ist in der Hauptsache Pulsdiagnostik, die die Chinesen zur Perfektion entwickelt haben. Riechen bedeutet, den Körpergeruch bewusst wahrzunehmen und daraus Schlüsse zu ziehen für die Diagnosestellung.

Die Auswahl der Arzneikräuter erfolgt dann nach ganz anderen Kriterien als bei uns. Zwei davon möchte ich beispielhaft nennen. Eine große Rolle bei der Auswahl spielt die Geschmacksrichtung. Mögliche Geschmacksrichtungen sind süß, scharf, salzig, sauer, bitter, neutral. Das Süße nährt und harmonisiert. Das Scharfe öffnet die Oberfläche, es fördert die Sekretion nach oben und außen, man fängt an zu schwitzen. Das Salzige wirkt besonders in der Tiefe auflösend und erweichend. Das Saure zieht zusammen, es verhindert ein Verausgaben der Säfte. Das Bittere beruhigt, trocknet und leitet über die unteren Organe ab. Der Geschmack „neutral" hat eine besondere Bedeutung: Er öffnet einen Raum, in dem Vorhandenes bearbeitet und ausgeschieden werden kann, vergleichbar einer Meditation. Chinesen nennen es Trennung von Trübem und Klarem.

Ein anderer Gesichtspunkt bei der Arzneimittelauswahl ist das Temperaturverhalten des Arzneimittels. Wärmende Arzneimittel wirken lindernd bei Erkältungen. Ein Paradebeispiel ist Ingwer, dessen erwärmende Wirkung auch bei uns gut bekannt ist. Kühlende Arzneimittel, zum Beispiel Minze, wirken entgegengesetzt. Es gibt aber noch viele Zwischenstufen. Zusammenstellungen aus mehreren Kräutern können dann eine sehr individuelle Behandlung ermöglichen. Einzelne Kräuter werden nur in ganz besonderen Fällen eingesetzt.

Die verschiedenen Arzneikräuter, von denen das chinesische Arzneibuch mehrere Tausend kennt, werden mit Wasser zubereitet, ähnlich wie Tee, aber oft länger gekocht. Die Art der Zubereitung ist wichtig, um die richtige Wirkung zu erzeugen. Die verwendeten Kräuter enthalten zum Teil sehr wirksame Inhaltsstoffe, die entsprechend starke Nebenwirkungen haben können. Sie eignen sich nicht in jedem Fall für die Selbsttherapie. Es ist auch nicht damit getan, dass eine Kräutermischung verordnet wird, so wie bei uns ein Arzneimittel, und der Patient mit der Anwendung mehr oder weniger allein gelassen wird. Er sollte – ja muss – in dauerndem Kontakt mit seinem Arzt sein, besonders wenn es sich um chronische Krankheiten handelt. Der Arzt wird Veränderungen am Patienten beobachten und die weitere Therapie entsprechend gestalten.

In der Vergangenheit hat es immer wieder Medienberichte über Verunreinigungen in chinesischen Kräutern und Kräutermischungen gegeben, die aus China importiert wurden. Dabei handelte es sich zum Beispiel um Schimmelpilzgifte, Schwermetalle und Schädlingsbekämpfungsmittel. Deshalb ist es wichtig, chinesische Arzneikräuter nur aus vertrauenswürdigen Quellen zu beziehen, zum Beispiel aus deutschen Apotheken, die sich darauf spezialisiert haben. Dort muss eine Prüfung auf Echtheit und Reinheit stattgefunden haben und dokumentiert sein.

Mittlerweile werden Pflanzen aus der chinesischen Kräutermedizin auch in Deutschland angebaut, so dass zum Teil auf Importe verzichtet werden kann. Und zu unserem besseren Verständnis gibt es Angebote von zum Beispiel „stärkenden Kräutern", „blutregulierenden Kräutern", Heilkräutern zur Beruhigung", „verdauungsanregenden Kräutern" usw. Sie merken schon: Hier findet eine Abkehr von der ganzheitlichen Behandlung und die Hinwendung zur Symptombehandlung statt. So nähert sich die Traditionelle Chinesische Kräutermedizin der westlichen Phytotherapie.

Eigentlich schade, aber wir dürfen nicht vergessen, dass dahinter solide finanzielle Interessen stecken. Gesundheitsprodukte sind ein großes Geschäft geworden, und die Frage lautet auch hier: Ist es eine Win-win-Situation? Oder: Wem nützt es?

Arzneimittel für die Homöopathie

Geheimnisvolle Kügelchen

Viele Patienten haben mit homöopathischen Arzneimitteln schon gute Erfahrungen gemacht. Andere wollen sie gern einmal probieren, wissen aber nicht viel darüber. Oft glauben sie, dass es für jedes schulmedizinische Arzneimittel ein entsprechendes homöopathisches gibt und dass man die einfach nur austauschen muss.

Die Gespräche in der Apotheke sehen dann etwa so aus:

> Patient: Ich habe für meine Rückenschmerzen ein Schmerzmittel verschrieben bekommen. Davon wird mir aber schwindlig und im Magen vertrage ich es auch nicht. Haben Sie nicht etwas Homöopathisches, das ich stattdessen nehmen kann?
> Apotheker: So einfach ist das nicht. Die Kunst in der Homöopathie ist, anhand Ihrer Symptome das für Sie passende Arzneimittel zu finden. Da sollte man sich schon ein wenig eingearbeitet haben. Oder meinten Sie etwas Pflanzliches?
> Patient: Ja, sage ich doch, das ist doch alles dasselbe.
> Apotheker: Nein, gar nicht. Homöopathische Arzneimittel können zwar aus Pflanzen hergestellt sein, es gibt aber noch viele andere Möglichkeiten. Zudem sind die Wirkstoffe in homöopathischen Arzneimitteln stark verdünnt, so dass in vielen Zubereitungen vom eigentlichen Wirkstoff oft gar nichts mehr enthalten ist. Ganz im Gegensatz zu den Pflanzenarzneimitteln.
> Patient: Wenn's hilft, ist mir das egal. Geben Sie mir doch einfach mal eins, ich probiere es aus. Bei anderen Leuten hilft es doch auch.

Das passende Arzneimittel finden

Das ist jetzt für den Apotheker eine echte Herausforderung. Klassische Homöopathie funktioniert nicht so, dass eine Diagnose erhoben wird und damit schon das Arzneimittel zur Behandlung feststeht. Es gibt immer mehrere Möglichkeiten. Um das für diesen Patienten passende Mittel zu finden, muss man mehr in Erfahrung bringen. Dazu werden die Symptome genau erfragt, außerdem die Umstände, die die Erkrankung ausgelöst haben könnten, die Gegebenheiten, die eine Verbesserung oder Verschlimmerung bewirken und schließlich auch die Lebensumstände des Patienten.

Die erfragten Symptome entsprechen so genannten Arzneimittelbildern. Das sind Beschreibungen der Wirkungen von homöopathischen Arzneimitteln auf Körper, Geist und Psyche. Je genauer der Homöopath seine Fragen stellt und je mehr er über Hunderte von Arzneimitteln weiß, desto eher und genauer wird er die Symptome des Patienten mit einem Arzneimittelbild zur Deckung bringen können. Dann hat er das für diesen Patienten passende Mittel gefunden. Im klassischen Sinn sind diese Arzneimittel immer Einzelmittel wie Arnika oder Nux vomica (Brechnuss) oder Arsenicum (richtig: giftiges Arsen, homöopathisch verdünnt) und viele Hundert andere. Das Erfassen der Patientengeschichte und das ausführliche, Vertrauen schaffende Gespräch am Anfang der Therapie sind wesentliche Bestandteile einer homöopathischen Behandlung.

Das alles ist aber eine ärztliche Aufgabe und aus vielen Gründen in der Apotheke nicht zu leisten. Diesen Aufwand wird man auch eher bei sehr ernsten oder lang dauernden, chronischen Erkrankungen treiben. Bei leichteren akuten Beschwerden ist das zunächst nicht erforderlich. Hier ist erst einmal schnelle Hilfe angesagt. Trotzdem gibt es nicht das eine einzige Mittel für akute Beschwerden. Im Fall der Rückenschmerzen ist es nicht egal, ob sie auftreten, weil der Patient zu schwer gehoben hat, weil er zu lange gesessen hat, ob er sie sich bei Zugluft geholt hat und ob sie in Ruhe besser werden oder wenn er sich bewegt. Das hat Einfluss auf die Wahl des für ihn geeigneten homöopathischen Mittels.

Gar nicht so einfach. Ein passendes Mittel finden kann der Apotheker, wenn er sich mit den Grundsätzen der homöopathischen Arzneimittelfindung vertraut gemacht hat. Ob er das tut, hängt vom Kundenstamm der Apotheke ab, aber auch von seiner persönlichen Einstellung zur Homöopathie.

Gern eingesetzt werden homöopathische Komplexmittel. Die sind für akute und häufig auftretende Beschwerden gedacht, beispielsweise Halsschmerzen, Muskel- und Gelenkschmerzen oder Erkältungssymptome. Sie enthalten Kombinationen von homöopathischen Einzelmitteln, die die erfahrungsgemäß am häufigsten auftretenden Symptome behandeln. Das widerspricht den ursprünglichen Prinzipien der klassischen Homöopathie, hat sich aber als praktikabel erwiesen. In der Apotheke haben wir damit homöopathische Arzneimittel für akute Beschwerden zur Verfügung, die erfahrungsgemäß gut wirken.

Die Behandlung ernster Erkrankungen und chronischer Leiden gehört unbedingt in die Hand des Homöopathen. Sie sind nie ein Fall für die Selbstmedikation. Homöopathen sind im Gegensatz zu Heilpraktikern Ärzte. Sie dürfen als Patient erwarten, dass sie nicht nur die Möglichkeiten der Homöopathie ausschöpfen, sondern auch deren Grenzen kennen.

Ist die Wirkung zu erklären?

Die homöopathische Behandlung von Krankheiten ist nicht nur bei uns, sondern weltweit sehr beliebt. Das ist erstaunlich, denn bis heute ist nicht wirklich erklärt, wie homöopathische Arzneimittel wirken. Mit den Methoden, mit denen die Wirksamkeit unserer nicht homöopathischen Arzneimittel gemessen wird, kommen wir nicht weit. Ein Teil der Homöopathen behauptet nun, dass die Mittel zwar wirken, allerdings noch keine Methode entdeckt worden sei, die das zweifelsfrei beweist. Großangelegte Studien zeigen immer wieder, dass die Wirkung nicht über die Placebo-Wirkung hinausgeht.

Zur Erklärung: Beim klassischen Arzneimitteltest bekommt eine Gruppe der Probanden das Arzneimittel, die andere eine wirkungslose Substanz, ein so genanntes Placebo. Beide Zubereitungen sehen gleich aus. Weder die Probanden noch die verabreichende Person weiß, wer was bekommen hat.

In solchen Studien zeigt sich regelmäßig, dass ein Teil der Personen, die das „wirkungslose" Präparat bekommen haben, durchaus Wirkungen an sich feststellt. Das können positive Wirkungen sein im Sinn einer Besserung des Befindens, aber auch negative, die als Nebenwirkungen oder unerwünschte Wirkungen bezeichnet werden. Die Wirkungen werden von den Versuchspersonen nicht nur berichtet, sondern sie sind auch messbar. So kann Fieber auftreten, Hautreaktionen, Beschleunigung des Pulsschlags und vieles mehr. Das ist dann die Placebo-Wirkung. Sie tritt nicht selten auf, sondern betrifft manchmal die Mehrzahl der Versuchspersonen. Der Verdacht, dass homöopathische Verdünnungen als Placebo wirken, ist also gar nicht so abwegig.

Ein Teil der Homöopathen akzeptiert das auch und kann sich vorstellen, dass homöopathische Therapie in der Hauptsache Psychotherapie ist. Die heilende Wirkung der homöopathischen Mittel wäre Folge der Zuwendung des Therapeuten zum Patienten. Sie würde darauf beruhen, dass er viel Zeit für die Arzneimittelfindung und das Gespräch verwendet, dass er Wirkungen vorhersagt, die dann tatsächlich eintreten. Dabei spielen Empathie, Überzeugungskraft, der Glaube – auch des Therapeuten – an das verabreichte Mittel und die Ernsthaftigkeit der Auseinandersetzung mit den Beschwerden der Patienten eine große Rolle. Das ist übrigens nicht nur in der Homöopathie so, sondern diese Ansicht teilen Therapeuten aus anderen Richtungen der alternativen Medizin.

Das wirft aber auch einige Fragen auf. Einerseits wird immer gern der alte Satz in die Diskussion geworfen „Wer heilt, hat recht", andererseits ist zu überlegen, ob der behandelte Mensch wirklich „krank" war im schulmedizinischen Sinn oder ob er sich lediglich krank gefühlt hat. Und ob er nach der Behandlung wirklich gesund ist, ob er sich einfach wieder gesund fühlt oder ob er sich so fühlt, wie er sich kennt und sich fühlen will.

Und damit sind wir beim größten Risiko einer homöopathischen Behandlung: Ein schwer erkrankter Mensch bekommt ein Mittel, das ihm im Frühstadium einer Erkrankung noch geholfen hätte zu spät, weil er zuerst längere Zeit eine homöopathische Behandlung durchgeführt hat. Das ist ganz besonders tragisch, wenn der Patient das alles in Eigenregie durchgeführt hat. Deshalb ist es so wichtig, auch wegen einer homöopathischen Behandlung zu einem Arzt zu gehen. Es sei denn, es handelt sich offensichtlich um eine Bagatellerkrankung.

Mittlerweile gibt es schon Kliniken und Arztpraxen, die beides anbieten, Schulmedizin kombiniert mit Homöopathie. Ganz besonders von Krebspatienten wird das gern angenommen. Im Idealfall erhalten Patienten hier die Behandlung nach schulmedizinischen Leitlinien, begleitet von homöopathischer Behandlung als „Psychotherapie mit anderen Mitteln", wie das ein Homöopath einmal formuliert hat.

Wie kann nun der Rat des Apothekers lauten? Für leichtere Beschwerden kann eine Selbstbehandlung mit homöopathischen Arzneimitteln angebracht sein. Falls die Beschwerden nicht nach wenigen Tagen verschwinden, machen Sie keine Experimente, sondern suchen Sie einen Arzt auf. Das gilt übrigens für jede Selbstbehandlung, die nicht schnell zum Erfolg führt.

Arzneimittel bei Erkältung und Grippe

Nützlich oder nicht?

Unter Journalisten scheint es eine Art sportliche Übung zu sein, immer wieder einmal die vermeintliche Unwirksamkeit bestimmter Arzneimittel groß herauszustellen. Im Herbst und Winter sind es regelmäßig die Grippemittel, die am Pranger stehen. Tenor: Rezeptfrei erhältlich ist gleich unwirksam. Diese Präparate werden angeblich nur produziert, damit die Pharmaindustrie und die Apotheken Geld verdienen. Sie als Verbraucher stehen als Opfer da, wenn Sie die üblichen, heftig beworbenen Kombinationspräparate kaufen. Gleichzeitig stehen Sie als ziemlich dumm da, wenn Sie diese Präparate in jeder Saison verwenden und offenbar nicht merken, dass die gar nicht wirken. Mit Ihnen scheint etwas nicht zu stimmen. Deshalb ist es eine Herausforderung für Journalisten, Sie immer wieder darauf aufmerksam zu machen; irgendwann werden Sie es schon kapieren.

Finden Sie es nicht rührend, wie man sich um Ihre Gesundheit sorgt? In der Apotheke verkauft man Ihnen angeblich immer ein paar Packungen zu viel, in den Medien werden Sie eindringlich vor dem Kauf gewarnt, beides angeblich aus Sorge um Ihre Gesundheit. Und ganz offiziell sind Sie ein mündiger Verbraucher, der selbst entscheiden soll.

Sie können nicht nur selbst entscheiden, Sie können auch selbst denken und urteilen. Hier ein paar Anregungen:

Eine gute Frage, die man sich selbst stellen kann, ist immer: „Wem nutzt es?" Die Hersteller der Präparate haben davon einen finanziellen Nutzen, deshalb stellen sie sie ja her. Die Medien verdienen an der Werbung für die Produkte ebenfalls nicht schlecht. Wenn dann Journalisten, die für ihre Artikel ja auch bezahlt werden, die Produkte und die Verkäufer so richtig niedermachen, hat das doch was. Erst das Geld nehmen und dann schreiben, dass das alles nichts taugt. Das können nur wahrhaft unabhängige Geister.

Oder könnte noch etwas anderes dahinter stecken? Wenn sich erst die Überzeugung durchgesetzt hätte, dass rezeptfrei zu kaufende Arzneimittel sowieso unwirksam sind, könnte man sie doch außerhalb der Apotheken in jedem Supermarkt verkaufen. Die Verkaufszahlen und die Ausgaben für Werbung würden kräftig steigen, die Besserwisser von Apothekern wären ausgeschaltet, und um die dann krank gewordenen Menschen kümmerten sich die Krankenkassen.

Apotheken verdienen auch an den Produkten, davon leben sie schließlich. Allerdings ist die Apothekenpflicht für Arzneimittel mit Auflagen verbunden. Wenn man Ihnen dort ein bestimmtes Produkt empfiehlt, sollte es nach Abfragen Ihrer Symptome geschehen und für ihre Situation das Passende sein. Das können Sie von jeder Apotheke nicht nur erwarten, sondern einfordern. Schließlich haben einzelne Mittel unterschiedliche Wirkungen und Nebenwirkungen, das muss bei der Auswahl berücksichtigt werden. Aber Wirkungen haben sie. Oder glauben Sie wirklich, der Verkauf würde jahrelang funktionieren, wenn es sich um unwirksame Präparate handelte? Sie würden dann nach heftiger Werbung einmal verkauft, aber die Anwender würden keine zweite Packung kaufen – das dürfen Sie mir glauben. Wir erleben solche „Eintagsfliegen" in der Apotheke oft genug. Ein neues Produkt, das über Apotheken verkauft werden soll, wird ausgiebig beworben, kurze Zeit oft gekauft, nach ein paar Wochen seltener – und dann schläft es ganz ein.

Für die Käufer der Erkältungspräparate scheint also ein Nutzen da zu sein. Ist Nutzen hier gleich Wirkung? Diese Frage lässt sich nicht einfach mit ja beantworten. Vielmehr muss überlegt werden, was mit der Einnahme eines so genannten

Grippemittels überhaupt erreicht werden kann oder soll. Und ob es das ist, was der Käufer erwartet.

Zunächst einmal wird im Sprachgebrauch nicht immer zwischen Grippe und Erkältung unterschieden, das kann man auch nicht vom Patienten erwarten. Beides sind Virusinfektionen, allerdings von jeweils anderen Viren ausgehend. Die Symptome sind ähnlich, aber mit unterschiedlicher Schwere und Gefährlichkeit. Als ob das nicht schon verwirrend genug wäre, gibt es Infektionen durch Bakterien, die ähnliche Symptome verursachen. Es kann allerdings noch schlimmer kommen: Ein anfänglich durch Viren geschwächter Organismus kann leichter durch Bakterien infiziert werden als ein gesunder. Zu einer Virusinfektion mit grippeähnlichen Symptomen kommt dann unter Umständen eine bakterielle Infektion, zum Beispiel als schwere Bronchitis oder gar Lungenentzündung. Das erklärt, dass Antibiotika manchmal doch zum Einsatz kommen müssen. Diese Patienten müssen dann aber die ärztliche Sprechstunde aufsuchen und nicht die Apotheke zwecks Selbstmedikation.

Die Menschen, die zu uns in die Apotheke kommen, führen als Symptome Husten, Schnupfen, Halsschmerzen, Beschwerden mit den Nebenhöhlen, Abgeschlagenheit, Schwitzen und leichte Temperaturerhöhung an. Nach meiner Erfahrung wissen die meisten Erkälteten, dass es keine Arzneimittel gibt, die in diesem Stadium die Viren direkt angreifen und damit den Namen „Grippemittel“ verdient hätten. Denen, die es nicht wissen, erklären wir es. Es geht „nur“ darum, die Beschwerden zu lindern, den Tag gut zu überstehen und nachts erholsam zu schlafen. Das ist schon viel verlangt, wenn die Nase verstopft ist, der Kopf dröhnt, Hustenreiz quält und die Glieder schmerzen.

Warum nur wollen diese Menschen sich einfach nicht ein paar Tage ins Bett legen, heiße Milch mit Honig und zur Abwechslung Hühnerbrühe oder Tee trinken, Halswickel machen und sich auskurieren?

Gründe dafür gibt es viele. Die meisten wollen einfach nicht leiden. Sie wissen, dass es Möglichkeiten gibt, die Symptome zu lindern, und das Angebot nehmen sie gern wahr. Sie wissen in der Regel auch, dass die Krankheitsdauer nicht verkürzt wird. Der Satz „Eine Erkältung dauert mit Behandlung sieben Tage, ohne Behandlung eine Woche" ist ihnen sicher geläufig. Sie wollen diese Zeit aber weitgehend beschwerdefrei durchstehen, soweit das möglich ist.

Ein großer Teil der Erkrankten will trotz Erkältung zur Arbeit gehen. Die Gründe dafür sind unterschiedlich, aber zu respektieren. In der Apotheke können wir bei der Beratung auf eventuelle Risiken der Behandlung und auf die Infektionsgefahr für die Kollegen hinweisen, aber entscheiden werden Sie als der mündige Patient.

Es darf außerdem nicht unterschätzt werden, dass viele Menschen allein leben und letztlich niemanden haben, der sie in dieser Zeit pflegt. Auch sie werden zum Grippemittel greifen, um ihren Alltag besser zu bewältigen.

Allerdings ist Grippemittel nicht gleich Grippemittel. So gibt es homöopathische Mittel, deren Wirkung sich mit klassischen Testmethoden für Arzneimittel nicht beweisen lässt, die aber von Patienten sehr geschätzt werden. Viele behaupten, dass sie ihnen schon immer geholfen hätten, deshalb kaufen sie sie immer wieder. Sie schätzen daran, dass es ihnen subjektiv besser geht und sie keine Nebenwirkungen zu befürchten haben.

Weiterhin gibt es klassische Arzneimittel gegen Erkältungsbeschwerden, die gegen Symptome wie Schmerzen und Fieber nachweislich wirken, wie jeder leicht feststellen kann, der sie einnimmt.

Und dann gibt es Grippemittel mit Arzneistoffen, die zwar wirksam sind, aber in der enthaltenen Dosis keine gute Nutzen-Risiko-Bewertung haben. In der Regel handelt es sich um Wirkstoffe gegen Schnupfen. Wenn man sie einnimmt, führt das nicht dazu, dass der Schnupfen verschwindet. Das behauptet aber auch niemand, nicht einmal die Hersteller. Gesprochen wird von einer Linderung der Symptome. Eingenommen werden diese Produkte aber gern wegen einer Nebenwirkung, die eigentlich ein Risiko darstellt: Sie machen nämlich wach, etwa so wie eine sehr hohe Dosis Koffein. Damit lässt sich ein Krankheitstag, oder ein Arbeitstag mit Erkältungsbeschwerden, besser überstehen. Das hält ein paar Stunden an und kann verbunden sein mit einer Erhöhung des Blutdrucks und einem schnelleren Herzschlag. Die Empfindlichkeit einzelner Personen für diese Wirkungen ist verschieden stark ausgeprägt. Es versteht sich aber von selbst, dass für Menschen mit hohem Blutdruck oder verschiedenen Herzkrankheiten diese Arzneimittel nicht erste Wahl sein können.

Am meisten kritisiert werden allerdings bestimmte Kombinationsarzneimittel. Sie enthalten mehrere Wirkstoffe, auch wachmachende und schlaffördernde gleichzeitig, eine ordentliche Portion Schmerzmittel, dazu Hustenstiller, die wirksam, doch nicht unbedingt harmlos sind. Junge Menschen, die ansonsten gesund sind, werden mit so einem Mittel wahrscheinlich übertherapiert, aber keinen dauerhaften Schaden nehmen. Für Menschen, die regelmäßig Arzneimittel einnehmen müssen, kann die zusätzliche Einnahme eines solchen Kombinationspräparates absolut riskant sein. Die Wirkung ihrer „normalen" Arzneimittel kann verstärkt oder abgeschwächt werden, und beides kann dazu führen, dass sich ihr Zustand verschlimmert.

Solche Patienten brauchen Beratung. Wenn Arzneimittel, deren Anwendung riskant sein kann, ohne ärztliches Rezept in Apotheken verkauft werden dürfen, zeigt sich darin, dass Sie als Verbraucher vom Staat nicht unnötig bevormundet werden sollen. Sie sollen aber auch nicht hilflos der Werbung ausgeliefert sein oder der ausschließlichen Information durch den Beipackzettel oder das Internet. Apothekenpflicht bedeutet, dass das Produkt, das Sie kaufen, aus dem Arzneimittel besteht plus mündlicher Information und Beratung durch das Fachpersonal in der Apotheke. Sie dürfen und sollen Ihren Apotheker fragen, auch und ganz besonders wenn es Probleme gibt. Unsere Arbeit besteht wirklich nicht nur aus Schubladenziehen. Eine gute Apotheke verkauft keine Ware, sondern Problemlösung, und sie bietet keine Sonderangebote, sondern Beratung.

Wenn Ihre Apotheke das nicht leistet, suchen Sie sich eine andere. Und wenn Sie beim Lesen Ihrer Zeitung ausnahmslos feststellen, dass Apotheken als überflüssig und Verbraucher als Opfer dargestellt werden? Denken und entscheiden Sie selbst, Sie sind ein mündiger Verbraucher.

Arzneimittel, Nahrungsergänzungsmittel, Gesundheit

Die Verwirrung ist groß

Kann Ernährung gesund oder krank machen? Die Antwort lautet „ja“, das ist wohl jedem klar. Zu wenig von notwendigen Stoffen wie Vitaminen, Mineralstoffen und bestimmten Pflanzeninhaltsstoffen führt zu bestimmten Krankheiten, die mit Recht Mangelkrankheiten genannt werden. Die bekannteste dürfte Skorbut sein, die Vitamin-C-Mangelkrankheit. Fast jeder kennt ihre Symptome – Anfälligkeit für Infektionen, Müdigkeit, schlechte Wundheilung, Zahnfleischprobleme –, aber nicht, weil die Krankheit so oft vorkommt, sondern weil seit etwa 30 Jahren so viel Werbung für Vitamin C gemacht wird.

Erfolgreiche Werbung führt zu einem Mehrverbrauch der beworbenen Produkte, dazu ist sie ja da. Werbung für Arzneimittel ist deshalb kritisch zu sehen. Vitamine sind jedoch Lebensmittel. Dafür darf geworben werden, allerdings mit Einschränkungen bei krankheitsbezogenen Angaben.

Es heißt dann nicht: „hilft bei Skorbut und Infektionen“, sondern „bringt Sie gesund durch den Winter“ oder „stärkt das Immunsystem“. Weil die Aussagen in der Werbung immer gewagter wurden, werden sie seit Jahren von der europäischen Behörde für Lebensmittelsicherheit überprüft. Seit 2012 gibt es eine Liste mit erlaubten Werbeaussagen, so genannten Health Claims. Alles, was nicht auf dieser Liste steht, ist verboten, und die Liste wird laufend erweitert.

Erlaubte Aussagen sind zum Beispiel: „Vitamin C trägt zur normalen Funktion des Immunsystems bei“ oder „Calcium wird für die Erhaltung normaler Knochen benötigt.“ Verboten sind mittlerweile die Aussagen: „Probiotische Joghurts wirken positiv auf das Immunsystem" oder „Cranberry zur Erhaltung der Blasengesundheit".

Diese Verbote sind zum Teil leicht zu umgehen. Man setzt den Produkten Vitamin C zu, dann kann wieder der Nutzen für das Immunsystem beworben werden.

Wenn Sie bis jetzt dachten, alles, was mit Arzneimitteln zu tun hat, kann rechtlich, aber auch in Bezug auf Gesundheit und Krankheit, sehr kompliziert sein, haben Sie recht. Das Lebensmittelrecht ist allerdings noch viel umfangreicher und komplizierter. Es ist zum großen Teil Verbraucherschutz. Sie als Verbraucher müssen nicht nur vor verdorbenen, vergifteten und schadstoffbelasteten Lebensmitteln geschützt werden, sondern auch vor falschen Versprechungen bezüglich Ihrer Gesundheit. Das wird immer wichtiger, je weiter wir uns von naturbelassenen Lebensmitteln entfernen.

Die so genannten Nahrungsergänzungsmittel unterliegen in den meisten Fällen dem Lebensmittelrecht. Ausnahmen gelten, wenn sie wie Arzneimittel gekennzeichnet sind oder damit geworben wird, dass sie bestimmte Krankheiten oder Krankheitssymptome beheben. Dann sind sie als Arzneimittel einzuordnen und müssen die strengeren arzneimittelrechtlichen Vorgaben erfüllen. Zu den Nahrungsergänzungsmitteln gehören unter anderem Produkte, die zum Beispiel Vitamine, bestimmte Fettsäuren und Pflanzenstoffe, Eiweiß oder andere Nährstoffe, oft als Konzentrate, enthalten, allein oder in Mischungen. Es gibt sie in Form von Kapseln, Tabletten, Brausetabletten, Trinkfläschchen und abgeteilten Pulvern, der Fantasie sind keine Grenzen gesetzt.

Im Einzelfall kann die Abgrenzung zwischen Lebensmittel und Arzneimittel schwer sein. Auch wenn sie in Apotheken verkauft werden, lässt das nicht den Schluss zu, dass es sich immer um Arzneimittel handelt.

Nehmen wir als Beispiel Vitamin D. Wenn es ein Arzneimittel ist, erkennt man das an der so genannten Zulassungsnummer. Dann ist auf dem Beipackzettel angegeben, welche

Wirkung es hat, bei welchen Krankheiten, Beschwerden und Mangelzuständen es eingesetzt wird, wie viel davon einzunehmen ist, welche Nebenwirkungen auftreten können und was im Zusammenhang mit der Einnahme anderer Arzneimittel zu beachten ist. Wenn Sie mit dem Beipackzettel oder der ärztlichen Empfehlung nicht klarkommen, gehen Sie einfach in die Apotheke und holen Sie fachkundigen Rat ein. Als Verbraucher sind Sie hier auf der sicheren Seite.

Wenn Sie Vitamin D als Nahrungsergänzungsmittel kaufen, ist wahrscheinlich eine erlaubte gesundheitsbezogene Werbeaussage aufgedruckt und dazu eine so genannte „Verzehrsempfehlung". Angaben über Wirkungen und Nebenwirkungen fehlen. Wahrscheinlich haben Sie das Empfinden, dass die Einnahme unbedenklich ist. Schließlich können Sie das Produkt überall kaufen, es ist ein Lebensmittel; und dass man Vitamin D braucht, weiß ja jeder. Auch dafür hat die Werbung gesorgt. Warnung vor Überdosierung? Fehlanzeige. Dabei wäre es bei Vitamin D wirklich angebracht. Allerdings muss bei den Nahrungsergänzungsmitteln auf der Packung darauf hingewiesen werden, dass die angegebene empfohlene tägliche Verzehrsmenge nicht überschritten werden darf, dass Nahrungsergänzungsmittel kein Ersatz für eine ausgewogene Ernährung sind und dass die Produkte außerhalb der Reichweite von Kindern zu lagern sind.

Ich kenne kein besseres Beispiel dafür, dass Sie als Verbraucher so sorglos behandelt werden. Wenn Sie Vitamin D als Arzneimittel kaufen, liegt ein Beipackzettel in der Packung, der Sie auch über die Möglichkeit der Überdosierung und eventuelle unerwünschte Wirkungen aufklärt. Wenn Sie es in derselben Dosierung als Nahrungsergänzungsmittel kaufen, fehlt diese Information. Dabei befolgen die Hersteller in einem Fall die Vorschriften des Arzneimittelgesetzes, im anderen Fall die des Lebensmittelgesetzes. Verbraucherschutz? Eher Verbraucherverwirrung!

Es sind aber nicht nur die Nahrungsergänzungsmittel, die zur „Erhaltung der Gesundheit“ nicht nur von der Pharmaindustrie, sondern auch von der Lebensmittelindustrie – ja, „Industrie“ – beworben werden. Es gibt unter der Bezeichnung „Functional Food“ Lebensmittel, denen ein erhöhter Nutzen für die Gesundheit unterstellt wird. Das sind „richtige“ Lebensmittel, also nichts, was in der Aufmachung in die Nähe von Arzneimitteln kommt wie Kapseln oder Tabletten. Die natürliche Zusammensetzung dieser Produkte ist allerdings durch Zusätze verändert. Da gibt es vitaminangereicherte Säfte, probiotische Milchprodukte, cholesterinsenkende Margarine, Brötchen mit Omega-3-Fettsäuren und vieles mehr. Sie sollen die Gesundheit erhalten oder das Risiko für bestimmte Krankheiten vermindern.

Wenn ein gesundheitsbewusster, besser noch gesundheitssüchtiger Verbraucher sich hauptsächlich von diesen Produkten ernährt, kann er seiner Gesundheit eher schaden als nützen. Das gilt umso mehr, wenn Eltern ihren Kindern von Geburt an nur das „Beste“ zu essen geben, nämlich wirkstoffangereicherte Lebensmittel. Besonders bei den Vitaminen mehren sich die Hinweise, dass ein Zuviel eher schadet als nützt.

Ein Argument der Hersteller, verstärkt auf Functional Food statt auf Nahrungsergänzungsmittel zu setzen, ist übrigens, dass Nahrungsergänzungsmittel beim Verbraucher eher mit Mangel und Krankheit in Verbindung gebracht werden, angereicherte Lebensmittel dagegen mit Genuss und Gesundheit. So oder so, es gelingt offensichtlich, diesen Markt auszuweiten. Die Frage, wem es nützt, kann gar nicht oft genug gestellt werden.

Sie brauchen Beratung

Ein auf sich allein gestellter Verbraucher wird diese Flut von Informationen nicht für sich auswerten können und ist auf Hilfe angewiesen. Die Verbraucherzentrale hat einige Forderungen, die in die richtige Richtung gehen. Zum Beispiel, dass endlich Nährwertprofile festgelegt werden, mit denen eine gesundheitsbezogene Aussage erlaubt oder untersagt werden kann, und dass Höchstwerte für die Anreicherung von Mikronährstoffen in Lebensmitteln festgelegt werden.

Dass es Stoffe, die normalerweise Bestandteile von Lebensmitteln sind, in konzentrierter Form in Tabletten und Kapseln zu kaufen gibt, ist noch in anderer Hinsicht bedenklich. Die Werbung suggeriert, dass man kaum gesund sein kann, ohne „etwas zu schlucken", ja, dass man selbst schuld ist, wenn man krank wird. Auch glauben manche Verbraucher, dass alles, was es in Tablettenform auch in der Apotheke zu kaufen gibt, ein Arzneimittel ist, nur teurer als in anderen Geschäften. Nahrungsergänzungsmittel beheben aber bestenfalls Mangelzustände, sie sind nicht zur Heilung von Krankheiten bestimmt.

Seien Sie also kritisch, was die Einnahme von Nahrungsergänzungsmitteln betrifft. Falls Sie damit einen Mangelzustand oder sogar eine Krankheit behandeln möchten, lassen Sie sich am besten von Ihrem Arzt oder Apotheker fachkundig beraten.

Arzneimittel oder Rauschmittel?

Problem Cannabis

Wenn wir heute „Cannabis“ hören oder lesen, denken wohl die meisten von uns erst einmal an Hanf als Rauschmittel. Dass Hanf seit der Antike eine bedeutende Nutzpflanze ist und bis heute Hanffasern für Stoffe, Papier, Zigarettenpapier, Seile und Dämmstoffe liefert, ist vielen Menschen gar nicht bekannt. Hanfsamen enthalten viele wertvolle Inhaltsstoffe für die menschliche Ernährung und werden auch als Nahrungsmittel für Menschen genutzt, obwohl sie als Vogelfutter vielleicht noch bekannter sind.

„Warum bekommen die Vögel keinen Rausch?“ Werden Sie jetzt vielleicht fragen. Oder: „Singen die Vögel lieblicher, wenn sie Hanfkörner bekommen?“ Und wenn nein, warum nicht?

Ganz einfach, es gibt Hanfsorten, die viele Fasern und fast keine berauschenden Stoffe enthalten und umgekehrt. Eben Nutzhanf und Rauschhanf.

Als Medikament eingesetzt wird Rauschhanf, und der spielt eine besondere Rolle unter den Arzneipflanzen. Cannabis, so der botanische Name für Hanf, wird als Arznei, aber auch illegal als Rauschmittel verwendet. Verwendete Sorten sind zum Beispiel *Cannabis sativa*, *Cannabis indica* und *Cannabis ruderalis*. Gebraucht werden entweder getrocknete Pflanzenteile oder das daraus gewonnene Harz. Der hauptsächlich für die Rauschwirkung verantwortliche Stoff ist THC (Tetrahydrocannabinol). Die verschiedenen Cannabisprodukte unterscheiden sich im THC-Gehalt, der nicht nur von der Sorte, sondern ganz besonders von den Anbaubedingungen abhängt.

Es gibt Marihuana, das sind die getrockneten weiblichen Blütenstände, die geraucht oder verdampft werden. Der THC-Gehalt schwankt zwischen etwa 4 Prozent (bei europäischem Freilandanbau) und 12 Prozent (bei Anbau in tropischen Ländern). Bei Anbau unter optimalen Bedingungen, zum Beispiel in Gewächshäusern, sind höhere Gehalte bis 25 Prozent möglich.

Ein anderes Cannabisprodukt ist Haschisch. Es handelt sich um das in der Pflanze vorkommende Harz, das durch Pressen gewonnen wird. Der THC-Gehalt bewegt sich zwischen 8 und 30 Prozent. Es kann geraucht werden, wird aber auch in Fett gelöst und in Tee, Kakao oder Joghurt konsumiert; nicht zu vergessen die berühmten Kekse.

Schließlich gibt es noch Haschischöl. Hierfür wird das Harz aus der Pflanze mit Lösungsmitteln extrahiert. Das gewonnene Produkt ist eigentlich kein Öl, sondern etwa 80 Prozent THC mit 20 Prozent Beimengungen, oder vielleicht sollte ich sagen Verunreinigungen, aus der Pflanze. Es wird verdampft und eingeatmet, auf Papier geträufelt und gelutscht, gemischt mit Speisen und Getränken konsumiert, und natürlich mit Tabak geraucht.

Neben der Rauschwirkung ist die schmerzstillende und krampflösende Wirkung von Cannabis schon seit Jahrhunderten bekannt. So ist es kein Wunder, dass Cannabis auch als Arzneimittel eingesetzt wurde, in der Hauptsache als Schmerzmittel. Bis 1898 war das in großem Umfang der Fall, besonders in Amerika. Dann wurde es nach und nach abgelöst von Aspirin®, das in beliebiger Menge industriell hergestellt werden konnte. Später kam Novalgin® als Arzneimittel gegen Schmerzen dazu. Beide waren zuverlässiger in der Wirkung, sicherer in der Anwendung und hatten weniger Nebenwirkungen. Sie sind bis heute viel gebrauchte Schmerzmittel.

In Europa gab es zwischen 1850 und 1950 viele Cannabis-Medikamente. Aber auch hier wurden sie abgelöst durch modernere und besser wirksame Mittel gegen stärkste Schmerzen.

Dazu gehörten unter anderem die morphiumähnlichen Schmerzmittel Dolantin® und Polamidon®. Weil die Anwender in vielen Fällen nach diesen Arzneimitteln süchtig wurden, waren die Verschreibung durch den Arzt und der Verkauf in der Apotheke gesetzlich streng reglementiert. Geregelt ist das im so genannten Betäubungsmittelgesetz. Heute verfügen wir über eine ganze Palette von starken Schmerzmitteln, die Weiterentwicklungen dieser Substanzen sind. Ihre Abgabe wird immer noch im Betäubungsmittelgesetz geregelt. Und immer hat man gehofft, die Wirkung gegen Schmerzen von der Suchtwirkung trennen zu können. Gelungen ist es bis heute nicht. Deshalb sind diese Arzneimittel in der Apotheke nur über ein besonderes Rezept zu bekommen, und jeder Verkauf wird dokumentiert.

In Deutschland unterliegt Cannabis dem Betäubungsmittelgesetz. Es darf nicht verwendet werden, außer als Arzneimittel. Allerdings gibt es bis jetzt nur zwei Fertigarzneimittel auf dem deutschen Markt. Eines, Sativex®, ist ein Mundspray mit standardisiertem Extrakt und wird angewendet zur Krampflösung bei Multipler Sklerose; das andere, Canemes®, ist ein synthetisch hergestellter Abkömmling von Tetrahydrocannabinol und wird eingesetzt zur Behandlung von Übelkeit und Erbrechen im Rahmen einer Chemotherapie. Andere Cannabis-Arzneimittel können aber unter bestimmten Bedingungen für deutsche Patienten importiert werden.

Andererseits ist eine Herstellung von Kapseln oder Tropfen, die Tetrahydrocannabinol, den Hauptwirkstoff der Cannabispflanze, enthalten, schon länger in jeder Apotheke möglich. Die Patienten brauchen dafür ein besonderes Rezept.

In der Praxis zeigt sich, dass von den Patienten, die mit Arzneimitteln aus Cannabis-Wirkstoffen versorgt werden, viele nicht die Wirkung verspüren, die sie zum Beispiel beim Rauchen von Cannabis feststellen. Das kann mehrere Gründe haben: Wir kennen schon über 500 verschiedene Inhaltsstoffe der Cannabispflanze, davon über 100 so genannte Cannabinoide.

Die in der Pflanze enthaltenen Cannabinoide beeinflussen sich gegenseitig in ihren Wirkungen. Je nach Gehalt können Wirkungsverstärkung, aber auch Wirkungsverminderung auftreten, und das auf verschiedenen Ebenen. Es kann absolut sein, dass das Stoffgemisch, das man als Cannabis verabreicht, auf verschiedene Menschen oder bei verschiedenen Krankheitsbildern verschieden wirkt. Sicher wird die Wirkung auch individuell unterschiedlich empfunden.

Persönliche Empfindungen und Überzeugungen taugen aber nicht als Grundlage für die Entwicklung von Arzneimitteln. Arzneimittel heißt: einen definierten Wirkstoff – oder ein Stoffgemisch immer gleicher Zusammensetzung – in immer gleicher Qualität verabreichen. Es heißt nicht: Selbstanbau und Konsum von Cannabispflanzen mit einer großen Zahl verschiedener Inhaltsstoffe in unbekannter Konzentration, die je nach Anbaubedingungen stark variiert. Wir lassen ja auch herzkranke Menschen keinen Fingerhut anbauen, um sich einen Tee aus Digitalisblättern zu kochen.

Einige Wirkungen von Tetrahydrocannabinol sind recht gut belegt, und dafür sind auch die Zubereitungen gedacht, die in der Apotheke hergestellt werden. Sie wirken bei starken Verkrampfungen bei Multipler Sklerose, gegen chronische starke Schmerzen bei Rheuma, Krebskrankheiten und ebenfalls bei multipler Sklerose. Sie kommen zum Einsatz in der Behandlung von Übelkeit und Erbrechen in der Chemotherapie und als Appetitanreger bei Patienten mit Untergewicht in Folge von Tumorerkrankungen, Alzheimer-Demenz und Aids, allerdings nicht in jedem Fall erfolgreich. Es gibt auch Hinweise auf eine antiepileptische Wirkung, und eine entzündungshemmende und schlaffördernde Wirkung wird für möglich gehalten. Andererseits gibt es Hinweise, dass Cannabis das Auftreten von Schizophrenien, Sucht, Intelligenzminderung, sozialen Angststörungen und Depressionen erhöht. Ganz besonders ausgeprägt ist das bei Kindern und Jugendlichen.

Alles in allem gehen die Schilderungen vieler Cannabis-Anwender und die eindeutig nachgewiesenen Wirkungen von Cannabis bei Krankheiten weit auseinander. Das erlebt man bei anderen Arzneimitteln auch, ganz besonders, wenn sich ein Teil der Wirkung aus dem Einfluss auf die Psyche ergibt. Davon abgesehen variiert die Wirkung, wie bei jedem Arzneimittel, je nach Menge, Konzentration und Darreichungsform. Aber auch hier stellt Cannabis zum Rauchen eine Besonderheit dar. Arzneimittel, die geraucht werden, gibt es in der Regel nicht. Alles in allem besteht noch ein gewaltiger Forschungsbedarf zum Thema Nutzen und Gefahren von Cannabis sowie zur Anwendung zu medizinischen Zwecken.

Am 10. März 2017 ist in Deutschland das Betäubungsmittelgesetz geändert worden. Es gibt Erleichterungen für den Einsatz von Cannabis als Medizin. Die Zielgruppe sind Patienten, die Cannabis als Arzneimittel benötigen, weil alle anderen Mittel ihnen keine Erleichterung gebracht haben. Jetzt dürfen alle Ärzte Cannabis verordnen und die gesetzlichen Krankenkassen dürfen die Kostenübernahme nur in Ausnahmefällen verweigern. Früher musste die Kostenübernahme in jedem Fall vorher genehmigt werden. Die Krankenkassen lehnen aber offensichtlich in vielen Fällen die Kostenübernahme immer noch ab. Den Patienten bleibt die Möglichkeit der Verordnung auf ein Privatrezept, dann müssen sie es aber selbst bezahlen. Das ist nicht billig. Auch deswegen nicht, weil in der Apotheke für jede Lieferung umfangreiche Prüfungen des Wirkstoffgehalts der eingekauften Pflanzenteile durchgeführt werden müssen. Zudem gilt aus gutem Grund der einheitliche Arzneimittelpreis für alle Apotheken. Das erlaubt keine Billigangebote, um möglichst viele Kunden zu locken, aber auch keine Höchstpreise, um Notlagen auszunutzen. Außerdem lässt sich nicht leugnen, dass aufseiten der Ärzte und Apotheker viele der Anwendung von Cannabis skeptisch gegenüberstehen. Es fehlen einfach Studien und gesicherte Erkenntnisse zur effektiven Anwendung.

Normalerweise kommt ein Arzneimittel erst in den Handel, wenn seine Wirkung in Studien belegt wurde. Hier ist es umgekehrt. Ganz besonders die Möglichkeit der Verschreibung von Cannabis-Blüten zum Rauchen und Verdampfen wird kritisch gesehen. Bei einem klassischen Arzneimittel wird sehr viel Wert auf das Verabreichen einer exakt definierten Dosis gelegt; nur so ist eine gleichbleibende Wirkung zu erreichen. Beim Rauchen von Cannabis-Blüten inhaliert der Anwender aber innerhalb von Minuten ein Vielfaches der für die Therapie erforderlichen Dosis von THC. Das geht einher mit einem stärkeren High-Gefühl und anderen Nebenwirkungen. Zudem erhöht es die Suchtgefahr.

Auch das kennen wir von anderen Arzneimitteln, zum Beispiel den oben schon erwähnten vom Morphium abgeleiteten Arzneimitteln. Bei ihnen hat man die besten Therapieerfolge erzielt, nachdem es gelungen ist, Arzneimittel herzustellen, die den Wirkstoff über längere Zeit und in immer gleicher Menge im Körper freigeben. Und bei Cannabis machen wir es umgekehrt? Warum?

Recht gut erforscht ist bis jetzt die Wirkung der Einzelsubstanzen Tetrahydrocannabinol (andere Bezeichnungen: THC oder Dronabinol), und Cannabidiol (CBD). Cannabidiol ist nicht oder nur schwach psychoaktiv im Vergleich zu THC. Beide wirken krampflösend, entzündungshemmend und schmerzlindernd. Die Nebenwirkungen von THC wie Schwindel, Gedächtnisverlust, Konzentrations- und Wahrnehmungsstörungen treten nach dem Konsum von CBD meist nicht auf. Möglicherweise ergibt sich daraus ein Ansatz zur Herstellung von Fertigarzneimitteln, wie es bei anderen Heilpflanzen auch schon gemacht wurde, zum Beispiel bei Fingerhut, Tollkirsche, Eibe und Herbstzeitlose.

Vielleicht lohnt sich das aber für die Pharmaindustrie gar nicht, weil es zu wenige Patienten dafür gibt. Ist es nicht auffällig, dass auf der einen Seite über wahre Wunderwirkungen von Cannabis berichtet wird, es aber auf der anderen Seite kaum industriell hergestellte Arzneimittel daraus gibt. Hat sich die Pharmaindustrie womöglich ein Geschäft entgehen lassen?

Oder kommt das große Geschäft erst noch?

Nachdem die Verschreibung für Cannabis-Arzneimittel erleichtert wurde, ist damit zu rechnen, dass Cannabis als Arzneipflanze in größerem Umfang angebaut werden muss. Dafür ist in Deutschland – wie in allen Ländern, die 1961 dem internationalen Einheitsabkommen über die Betäubungsmittel beigetreten sind – eine Cannabis-Agentur eingerichtet worden. Sie ist eine Abteilung des Bundesinstituts für Arzneimittel und Medizinprodukte. Die Agentur kontrolliert Anbau, Ernte, Verarbeitung, Qualitätsprüfung, Lagerung, Verpackung sowie die Abgabe an Großhändler und Apotheker oder Hersteller.

Bis jetzt wird der Bedarf durch Importe gedeckt, ab 2019 soll Cannabis aus deutschem Anbau verfügbar sein. Der Anbau erfolgt nicht durch die Cannabis-Agentur, sondern durch beauftragte Unternehmen, die in einem europaweiten Ausschreibungsverfahren ausgewählt und von der Cannabis-Agentur beauftragt worden sind. Cannabis darf dann aber nur zu medizinischen Zwecken angebaut werden. Das heißt, dass es entweder als Ausgangsstoff für die Herstellung von Arzneimitteln in Frage kommt oder selbst das Arzneimittel ist.

Getrocknete Cannabis-Blüten sind ein Arzneimittel und werden als solches in der Apotheke auf entsprechende Verschreibung abgegeben. Sie können von den Anwendern geraucht oder verdampft werden, ganz wie beim illegalen Kiffen, nur legal. Damit soll erreicht werden, dass schwerstkranke Patienten besser mit ihrer Krankheit zurechtkommen.

Es könnte sich aber auch herausstellen, dass die Zahl der Patienten, die eine Linderung ihrer Beschwerden ausschließlich durch Rauchen von Cannabis-Blüten angibt, rasch anwächst. Das würde der Suche nach neuen, wirksamen, nebenwirkungsarmen Arzneimitteln aus Cannabis eher im Weg stehen. Nebenwirkungsarm würde heißen: schmerzstillend, krampflösend, gut wirksam gegen Erbrechen, appetitanregend und gewichtssteigernd bei HIV- und Krebspatienten, und das alles ohne begleitenden Rausch. Oder wollen wir diese Nebenwirkung einfach zur Hauptwirkung erklären und das Rauchen von Cannabis zur Therapie? Viele Fragen, auf die es noch keine Antworten gibt. Es bleibt spannend.

Illegale Arzneimittel im Internet

Online-Bestellungen mit Nebenwirkungen[1]

Heutzutage kann man fast jedes Produkt, jede Ware im Internet bestellen und sich bequem nach Hause liefern lassen, ja den Weg der Sendung vor dem Bildschirm sogar verfolgen. Warum also nicht auch Arzneimittel? Bestehen bei Arzneimittelbestellungen über das Internet besondere Gefahren? „Das kommt darauf an" ist hier die einzig richtige Antwort. Entscheidend ist nämlich, was und wo Sie bestellen. Der Versandhandel mit Arzneimitteln in Deutschland ist ebenso wie in einigen anderen EU-Mitgliedstaaten erlaubt. Weniger bekannt ist sicher, dass es so genannte reine Versandapotheken in Deutschland gar nicht gibt. Nur eine ganz normale Apotheke, wie die bei Ihnen um die Ecke, kann die Erlaubnis erhalten, neben ihrem normalen Betrieb auch noch Medikamente zu versenden, sozusagen zusätzlich. Der Name der Versandabteilung muss dabei aber nicht mit dem Namen der Apotheke vor Ort übereinstimmen. Stattdessen sind Kunstnamen üblich.

Wenn Sie bei einer solchen legalen Apotheke mit Versandhandelserlaubnis ganz normale deutsche Arzneimittel kaufen, gehen Sie natürlich kein Risiko ein. Das Problem ist nur: Wie erkennen Sie, dass es sich um eine legale Versandapotheke handelt? Auf der Homepage einer solchen Apotheke muss immer das EU-Sicherheitslogo stehen, ein weißes Kreuz in einem grünen Balken. Klickt man es an, gelangt man auf die Seite des

1 Autor: Reiner Herkner. Er ist Apotheker und Pharmaziedezernent beim Regierungspräsidium Darmstadt. Zu seinen Aufgaben gehört die Überwachung des Arzneimittelverkehrs und das Vorgehen gegen illegalen Transport und Vertrieb.

Deutschen Instituts für Medizinische Dokumentation und Information (DIMDI), bei dem alle legalen deutschen Versandapotheken gelistet sind.

Sie werden jetzt fragen „Also bestehen gar keine Gefahren?" So einfach ist das eben nicht. Einerseits ist das DIMDI-Logo bei den Arzneimittelkäufern weitgehend unbekannt und andererseits bestellen sehr viele Patienten ihre Arzneimittel ganz bewusst eben nicht bei legalen Quellen.

„Geiz ist geil", heißt es in einer Werbung. Das gilt auch für Medikamentenkäufe, und während die legalen Versandapotheken ziemlich normale Preise nehmen müssen, gibt es im Netz immer noch billigere Angebote, teilweise sogar im Bereich eines Zehntels der in Deutschland angebotenen Ware. Die Bestellungen erfolgen dann zum Beispiel in Indien, China, Russland oder Korea.

Was die Wenigsten aber wissen oder vielleicht sicherheitshalber nicht wissen wollen und deshalb gar nicht erst hinterfragen: Die Einfuhr von Arzneimitteln aus Staaten, die nicht zur EU gehören, ist auch für Privatpersonen verboten. Die Überraschung ist dann groß, wenn der Besteller Post vom Zoll bekommt mit der Mitteilung, dass die bestellten Medikamente beschlagnahmt wurden.

Der Zoll gibt die beschlagnahmten Arzneimittel an die zuständigen Arzneimittelüberwachungsbehörden ab. Im Regierungspräsidium Darmstadt, in dessen Bezirk sich der Flughafen Frankfurt am Main befindet, gehen auf diese Weise jährlich durchschnittlich 20 000 Sendungen aus aller Herren Länder ein. Dabei handelt es sich überwiegend um so genannte Lifestyle-Medikamente. Gefragt ist offensichtlich, was schön, schlank, potent und muskulös macht oder die Haarpracht sicherstellt. Sie werden jetzt sagen: „Ja und, warum nicht?" Aber wie gesagt, so einfach ist das eben nicht. Unabhängig davon, dass es verboten ist, sind viele der erworbenen Produkte durchaus nicht harmlos.

Das Regierungspräsidium Darmstadt und andere Arzneimittelüberwachungsbehörden haben verschiedenste Arzneimittelimporte analytisch untersuchen lassen. Das Ergebnis war schockierend. Beispielsweise wurden Potenzmittel gefunden, die gar keinen Wirkstoff enthielten, andere hatten weniger, wieder andere mehr Wirkstoff als deklariert und wieder andere enthielten einen ganz anderen, nicht deklarierten Wirkstoff. Wie Sie sich vorstellen können, bedeutet mehr Wirkstoff natürlich auch mehr Nebenwirkungen bis hin zu einer lebensbedrohlichen Überdosierung. Teilweise wurden sogar schädliche Verunreinigungen, die bei der Synthese des Stoffes anfallen und normalerweise weggereinigt werden, gefunden.

Ebenso gefährlich sind häufig Mittel zum Abnehmen. Hier wurden in Produkten, die angeblich rein pflanzliche Inhaltsstoffe enthalten sollten, Wirkstoffe nachgewiesen, die seit Jahren in Deutschland wegen zu starker Nebenwirkungen nicht mehr verkauft werden dürfen. Dabei fanden sich Konzentrationen bis zum Dreifachen des seinerzeit aus dem Handel genommenen Präparats. Es sind Fälle belegt, dass Frauen, die gemeinsam abnehmen wollten, nach der Einnahme eines solchen Mittels gemeinsam ein Krankenhauszimmer beziehen mussten.

Teilweise finden sich in illegalen Medikamenten neben den Hauptwirkstoffen noch Spuren anderer Wirkstoffe. Das lässt nur einen Schluss zu: dass zwischen den einzelnen Produktionen nicht gereinigt wurde. Nachweislich sind auch die hygienischen Umstände der auf diese Weise hergestellten Arzneimittel katastrophal. Mischungen werden zum Beispiel in rostigen ausgemusterten Betonmischmaschinen angesetzt. Das Regierungspräsidium Darmstadt hat auf seiner Homepage eine Liste der Untersuchungsergebnisse veröffentlicht. Dort sind inzwischen über 50 Präparate aufgeführt, in denen nicht deklarierte Wirkstoffe nachgewiesen wurden (https://rp-darmstadt.hessen.de/irj/RPDA_Internet?cid=9563bb95bbc53a3ac85f6e59c3f52f3a)

Natürlich sehen Sie nichts davon auf den Internetseiten, über die Sie bestellen können. Ganz im Gegenteil. Die illegalen Vertreiber versuchen, einen möglichst seriösen Eindruck zu erwecken, um ihre potenziellen Kunden zu täuschen. Sie nutzen die verschiedensten Tricks, um sie in Sicherheit zu wiegen.

Trick 1: Man täuscht vor, dass sich die Apotheke oder Firma innerhalb der EU befindet, in Wirklichkeit kommen die Medikamente aber aus Fernost.
Trick 2: Man lässt die Kunden einen Fragebogen ausfüllen, aufgrund dessen angeblich ein beim Versender angestellter Arzt ein Rezept ausstellt. Würden Sie einem Arzt vertrauen, der Sie nie gesehen hat?
Trick 3: Besonders dreist sind Behauptungen wie „Kaufen Sie nicht bei dubiosen Quellen im Ausland!", „Versand in die ganze Welt legal möglich", „Generika dürfen verkauft werden und unterliegen nicht dem Patentschutz."

Sie werden jetzt fragen, woran man solche illegalen Händler erkennen kann. Dazu gibt es einige Kriterien: Hat die Homepage ein Impressum und AGB? Werden ausschließlich Lifestyle-Produkte oder gar verschreibungspflichtige Arzneimittel ohne Verschreibung angeboten? Gibt es Naturalrabatte, das heißt, sie kaufen 100 Tabletten und bekommen gratis noch 10 dazu?

Alle diese Punkte müssten den mündigen Verbraucher eigentlich aufmerksam machen, dass bei dieser Firma etwas nicht stimmen kann. Aber es kommt noch dicker. In weitaus den meisten Fällen, werden die Medikamente nicht in einer Verpackung geliefert, wie sie sie aus ihrer Apotheke um die Ecke kennen, also in einem Umkarton und mit Beipackzettel. Bei den illegalen Lieferungen ist fast alles möglich.

So können Blisterstreifen ohne Karton und ohne Gebrauchsanweisung ankommen, lose in einen Briefumschlag gelegt. In ihrer Apotheke zuhause würden Sie so etwas empört zurückbringen. Aber das sind noch die harmloseren Verpackungen. Manchmal werden sogar Tabletten ganz ohne jede Verpackung einfach lose im Umschlag verschickt. Auch wurden bereits Sendungen beschlagnahmt, bei denen Tabletten in Musik-CD-Hüllen, Videokassetten oder Bücher mit Tesafilm eingeklebt waren. Würden Sie so etwas zu sich nehmen wollen? Aber der Wunsch, schön, schlank und potent zu sein, scheint so übermächtig, dass offenbar jede Vernunft verloren geht.

Vielleicht handelt es sich bei der gelieferten Ware sogar um eine Fälschung. Leider ist der Fälschungsbegriff in der EU-Fälschungsrichtlinie sehr weit gefasst. Fälschungen sind demnach, vereinfacht gesagt, alle Arzneimittel, die falsche Angaben zu Herkunft, Identität oder Inhaltsstoffen in sich tragen. Dabei müsste man eigentlich viel mehr differenzieren.

Nehmen wir als Beispiel 1 das bekannte Viagra®. Arzneimittel mit dem Wirkstoff Sildenafil werden in vielen Ländern der Welt für den Verkauf im eigenen Land produziert. Die Packungen sehen dann nicht so aus wie die des Originals des Herstellers Pfizer. Importiert aber eine Privatperson ein solches Medikament, sagen wir ein in Indien legal vertriebenes Sildenafilpräparat, nach Deutschland, wird es beschlagnahmt und läuft in der Statistik als Fälschung. Obwohl es dem Originalpräparat in keiner Weise ähnlich sieht, der Verbraucher also sofort erkennen kann, dass er nicht das Viagra® von Pfizer in Händen hält.

In diesem Zusammenhang ist ein weiterer Fall interessant. Ein Unternehmen eines östlichen EU-Mitgliedsstaates verkauft die von ihm legal hergestellten Arzneimittel an einen Großhändler in diesem Land. Dieser Großhändler hat die dafür erforderliche behördliche Großhandelserlaubnis und verkauft diese Medikamente an einen anderen Großhändler, der diese Erlaubnis aber nicht besitzt und die Ware nach Deutschland weiterzuverkaufen versucht. Die Ware wird beschlagnahmt, weil der bewusste zweite Großhändler keine Erlaubnis hatte.

Die Arzneimittel, ehemals legale Ware, werden in der Statistik als Fälschungen geführt.

Fall 3: In einem südlichen EU-Mitgliedsstaat werden häufig teure legale Arzneimittel palettenweise aus Krankenhäusern entwendet und danach deutschen Großhändlern angeboten. Sie gelten damit als gefälschte Arzneimittel. Die ehemals legalen Arzneimittel tauchen jetzt als gefälscht in der Statistik auf.

Problematisch wären aber doch ausschließlich Fälschungen, die vom Originalpräparat nicht zu unterscheiden sind und bei illegalen Herstellern hergestellt wurden! Ich will damit sagen, dass Sie bei Statistiken bezüglich Fälschungen äußerst kritisch sein müssen. In all den eben genannten Fällen handelt es sich zwar immer um illegale Arzneimittel, aber nach EU-Fälschungsrichtlinie noch dazu um Fälschungen, obwohl es tatsächlich keine von illegalen Herstellern hergestellten Produkte sind, sondern eigentlich Originalpräparate.

Nach Aussage der Weltgesundheitsorganisation (WHO) sollen 10 bis 30 Prozent der Arzneimittel in den Entwicklungsländern gefälscht sein. In der *Pharmazeutischen Zeitung* wurde 2010 behauptet, dass in Nigeria bis zu 60 Prozent der Medikamente den falschen, gar keinen oder die falsche Menge Wirkstoff enthalten sollen. Das Onlineportal *Apotheke ad-hoc* berichtete: „Für eine andere Studie, die ebenfalls Teil der Artikelsammlung ist, prüften die Forscher weltweit gesammelte Arzneimittelproben. Das erschütternde Ergebnis: Bis zu 41 Prozent der Stichproben erfüllten nicht die Qualitätsstandards, denen Arzneimittel entsprechen müssten – darunter Antibiotika und Chemotherapeutika.“

Sucht man nach zuverlässigen Angaben, stellt man allerdings fest, dass die Zahlen sehr variieren. Das hängt damit zusammen, dass es sich immer um Schätzungen handelt. Je nachdem, welchen Zweck die entsprechende Veröffentlichung verfolgt, entweder Verharmlosung oder Problematisierung, werden die Zahlen frei gewählt. Seien Sie also extrem kritisch, wenn Sie Statistiken zu Fälschungen sehen. Tatsächlich gibt es keine zuverlässigen Zahlen.

Hinzu kommt, dass häufig Äpfel mit Birnen verglichen werden. So wird in einer Veröffentlichung behauptet, dass im Jahr 2015 der Zoll 3,9 Millionen gefälschte Tabletten sichergestellt hat. Eine andere spricht von 119 000 gefälschten Arzneimitteln 2014 und das Regierungspräsidium Darmstadt von 20 500 Fällen illegaler Einfuhren 2016. Erkennen Sie das Problem? Einer zählt die Tabletten, der nächste die Packungen und der andere die Sendungen. Zahlen, die nicht verglichen werden können.

Was können wir also festhalten?

1. Bestellungen von Arzneimitteln bei dubiosen Quellen im Internet sind hochgefährlich.
2. Verschreibungspflichtige Medikamente ohne Rezept oder bekannte Arzneimittel zu extrem günstigen Preisen zu kaufen, kann Folgen haben. Es kann nicht nur zur Beschlagnahme und Bestrafung durch die Behörden führen, sondern auch die eigene Gesundheit massiv gefährden.
3. Bestellt man trotzdem Medikamente im Internet, ist besondere Sorgfalt geboten.

Sie werden jetzt fragen, warum die Behörden nichts gegen die ausländischen Versender unternehmen. Die illegalen Quellen im Ausland zu schließen ist so gut wie unmöglich. Hier stoßen die Ermittler buchstäblich an Grenzen.

Der Handel über die Grenzen hinweg bedingt also, dass das Eindringen illegaler Arzneimittel, die im Internet bestellt werden, nicht hundertprozentig zu verhindern ist. Der Zoll kann und soll eben nicht jedes Päckchen kontrollieren. Um sicherzustellen, dass auch in Zukunft keine gefälschten Arzneimittel in die legale Vertriebskette gelangen, also in Ihre Apotheke um die Ecke, wurde in den zuständigen EU-Gremien beschlossen, fälschungssichere Codierungen auf den Packungen verschreibungspflichtiger Arzneimittel anzubringen. Damit kann nicht nur jede einzelne Packung identifiziert, sondern ihr Weg vom Hersteller zum Kunden lückenlos nachvollzogen werden. In Deutschland wird das Projekt unter dem Namen „securpharm“ verwirklicht. Die Packungen werden einen Data-Matrix-Code tragen, der in der Apotheke vor der Abgabe gescannt wird. Dabei erfolgt über Rückkopplung mit den Herstellerdaten ein eindeutiger Abgleich, ob dieses Medikament vom Originalhersteller stammt oder nicht.

Sie sehen, Internetbestellungen von Arzneimitteln sind eben doch nicht vergleichbar mit Büchern, Schuhen oder Haushaltsgeräten. Der angerichtete Schaden kann ungleich größer sein.

Unsere Kunden: Sonderwünsche und Spezialfälle

Arzneimittel „für das Immunsystem“

Der Schlüssel zur dauerhaften Gesundheit?

Es scheint in der Natur des Menschen zu liegen, immer wieder nach einer Art Generalschlüssel für den Zugang zur dauerhaften Gesundheit zu suchen. So gab es im Mittelalter schon „Universalheilmittel“. Ein gutes Beispiel, aber längst nicht das einzige, ist Theriak, ein so genanntes Lebenselixier. Nicht nur, dass es als Gegenmittel zu allen Arten von Vergiftungen gehandelt wurde, es sollte auch gegen praktisch alle bekannten Krankheiten helfen und das Leben verlängern. Im Prinzip war es eine exzellente Mischung aus Gewürzen und Aromastoffen, in vielen Fällen mit einem kräftigen Zusatz von Opium. Allein das erklärt viele seiner Wirkungen. Die Rezeptur war natürlich geheim. Anders gesagt: Es existierten viele Varianten von Theriak. Das hatte unter anderem damit zu tun, dass Gewürze und Opium extrem teuer waren und man bei den Zutaten gern ein bisschen sparte. Aber auch damit, dass jeder Wunderheiler damit warb, im Besitz der einzig wahren Rezeptur zu sein. Analysen zur Aufklärung der Zusammensetzung, wie wir sie heute kennen, waren damals gar nicht möglich.

Theriak gibt es noch immer, natürlich ohne Opium – und der mündige Verbraucher glaubt selbstverständlich nicht, dass es ein Allheilmittel sein könnte. Aber auf ein kleines Wunder wird insgeheim immer wieder einmal gehofft. Und heute wie damals ist es nicht egal, wer so ein Mittel zur Anwendung empfiehlt. Zu einem Allheilmittel gehörte früher schon die Empfehlung durch einen berühmten „Gelehrten“. Dabei war „berühmt“ oft wichtiger als „gelehrt“. Und heute bescheinigen Produzenten ihren Produkten einen hohen Nutzen bei gleichzeitiger Unschädlichkeit über gut gemachte Werbung. Die „Gelehrten“ werden dabei gern ersetzt durch berühmte Persönlichkeiten, die offensichtlich sehr gesund sind.

Was hat das mit dem Immunsystem zu tun?

Ich habe oft den Eindruck, dass für den modernen Menschen das Immunsystem das alleinige Tor zur dauerhaften Gesundheit darstellt. Stoffe, die das Immunsystem stärken sollen, haben sozusagen Theriak ersetzt. Mit einem gut arbeitenden Immunsystem wird man nicht mehr krank. Es soll nicht nur Erkältungskrankheiten abwehren, sondern auch verhindern, dass man an Krebs erkrankt und bestenfalls dafür sorgen, dass man von schweren Krankheiten geheilt wird. So sieht die Vorstellung aus. Und wieder vermischen sich Wunsch und Wirklichkeit.

Das Immunsystem dient unter anderem der Abwehr von Krankheitserregern wie Viren, Bakterien, Pilzen und Parasiten. Dazu ist es in der Lage, weil es körperfremde von körpereigenen Zellen unterscheiden und Abwehrstoffe bilden kann. Wenn es normal funktioniert, werden eingedrungene Krankheitserreger, aber auch kranke, veränderte und tote Körperzellen, mit Hilfe von Entzündungsreaktionen vernichtet. Das zu wissen gehört heute zur Allgemeinbildung. Über die komplizierten Reaktionen, Botenstoffe, Stoffwechselvorgänge und Regelmechanismen, die für das Funktionieren – aber auch Versagen – des Immunsystems verantwortlich sind, wissen die meisten Menschen, die etwas „zur Stärkung des Immunsystems“ kaufen, eher wenig.

Das ist nicht verwunderlich. Ein so komplexes Gebilde kann niemandem in kurzer Zeit erklärt werden. Und wenn jemand über etwas nicht viel weiß, kann er Informationen nicht auf ihren Wahrheitsgehalt überprüfen. Er kann sie glauben oder ihnen grundsätzlich mit tiefem Misstrauen begegnen. Er kann aber auch zu einem Experten gehen und um Beratung bitten, wenn er ein Problem hat. Im Idealfall können beide zusammen das Problem lösen.

Wenn ein gut funktionierendes Immunsystem bei der Abwehr von Krankheitserregern ganze Arbeit leisten soll, muss es trainiert und gepflegt werden. Konzentrate von Vitaminen, Mineralstoffen und Pflanzenzubereitungen sind dabei nur ausnahmsweise nützlich, sie werden aber überall angeboten zur „Stärkung des Immunsystems". Und wie schon erwähnt: Wenn man nichts Genaues weiß, glaubt man gern, dass es helfen könnte. Das Ganze verhält sich etwa so, wie wenn Sie eine kümmerliche Pflanze düngen, weil sie nicht richtig wächst. In Wirklichkeit leidet sie aber unter Kälte und Nässe und dem falschen Standort. Das können Sie mit Dünger nicht wettmachen.

Das Dilemma in der Apotheke

Wenn jemand „etwas für das Immunsystem" verlangt, ist das etwa so, als hätte er gesagt: „Ich hätte gern etwas, das gut für meine Gesundheit ist, garantiert keine Nebenwirkungen hat und alles enthält, was mir fehlt."

Ich kann es mir jetzt leicht machen und ein Produkt aus dem Regal holen, das eine entsprechende Beschriftung aufweist, viele Inhaltsstoffe auflistet, sozusagen für alles etwas, und einen entsprechenden Preis hat. Statt auf Nutzen und eventuelle Risiken des Produkts hinzuweisen, kann ich auch noch erwähnen, dass viele Kunden damit sehr zufrieden sind. Das sagt zwar nichts über den individuellen Nutzen für den Menschen aus, der gerade vor mir steht, wird aber erstaunlicherweise oft als Hinweis auf zuverlässige Wirkung verstanden. Sie verlassen also die Apotheke mit einem Produkt „für das Immunsystem" und ich kann stolz auf mich sein. Ich habe mich gerade verhalten, wie es ein Abgabeautomat nicht besser könnte, und dabei noch Geld verdient.

Wenn ich stattdessen im Gespräch kläre, ob und welche Beschwerden bestehen, wie sich der Betreffende seine Selbstbehandlung vorstellt und ob aus meiner Sicht Aussicht auf Erfolg besteht, ist das sehr viel mühsamer. Es ist auch deshalb keine leichte Aufgabe, weil die Werbung für einschlägige Produkte oft schon ganze Arbeit geleistet hat. Ich muss mehr Zeit für den Kunden aufwenden und am Ende vielleicht vom Kauf abraten. Wenn die meisten meiner Kollegen sich so verhalten, tun sie das, weil sie eben nicht ihren Verdienst über alles stellen, sondern den Nutzen für Sie. Dazu sind Apotheker sogar verpflichtet, ebenso wie zum Beispiel Ärzte, Anwälte und Steuerberater. In einer solchen Apotheke können Sie sich gut aufgehoben fühlen. Dort wird man Ihnen auch bestimmt im Schnelldurchgang sagen können, was für Ihr Immunsystem gut oder schlecht ist.

Was hilft denn jetzt dem Immunsystem?

Das Immunsystem braucht auf der einen Seite Versorgung mit Nährstoffen, idealerweise durch eine gesunde, abwechslungsreiche Ernährung. Durch anhaltenden Nährstoffmangel wegen einseitiger Ernährung wird es geschwächt, und dann kann es durchaus nötig sein, die Defizite durch Nahrungsergänzungsmittel aufzufüllen. Aber das sollte gezielt geschehen und darf kein Dauerzustand werden.

Schlafmangel und Rauchen, Krankheiten, Alter, Umweltschadstoffe sind Gift für das Immunsystem und müssen abgestellt werden, soweit das möglich ist. Eine positive Grundhaltung, Lachen, Familie, Freundschaften, überhaupt soziale Bindungen, auch zu Haustieren, stärken das Immunsystem. So etwas bekommen Sie aber nicht in der Apotheke.

Stress muss sein, doch er darf nicht überhand nehmen. Entscheidend ist, die richtige Balance zwischen Stress und Entspannung zu finden. Wie das aussieht, muss jeder für sich herausfinden. Und als Gegenmittel gegen zu viel Stress wirken natürlich nicht Beruhigungsmittel, sondern vielleicht Yoga, Meditation oder autogenes Training. Jedenfalls nichts aus der Apotheke.

Bewegung muss sein, und auch hier muss eine zuträgliche Dosis gefunden werden. Hochleistungssport ist nicht erwünscht, aber regelmäßig moderate Bewegung, die auch noch Spaß macht, wirkt sich vorteilhaft aus. Dazu brauchen Sie ebenfalls keine Apotheke, außer bei gelegentlichen Verletzungen, Krämpfen und Muskelkater. Aber da haben Sie es schon übertrieben mit der moderaten Bewegung und müssen sich wohl ein bisschen zurücknehmen.

Temperaturreize sind wichtig für das Immunsystem, also Sauna, Wechselduschen, Kneipp-Kuren, spazieren gehen auch im Winter. Wieder kommt hierbei Unterstützung nicht aus der Apotheke. Ebenso ist es beim Sonnenlicht. Es kann das Immunsystem stärken, aber ebenso schwächen. Alles eine Frage der Dosis.

Neuerdings gewinnen wir immer mehr Erkenntnisse über die Bedeutung der Darmflora für das Immunsystem. Möglicherweise kann die Einnahme probiotischer Bakterien die Zusammensetzung der Darmflora günstig beeinflussen. Diese Bakterien gibt es in der Apotheke zu kaufen, allerdings sind wir noch weit davon entfernt, sie gezielt einsetzen zu können.

Es stimmt, das Immunsystem spielt eine zentrale Rolle für die Gesundheit. Aber es gibt nicht ein einziges Mittel, das alle Probleme behebt. Häufig wird vergessen, dass Beschwerden nur dann erfolgreich behandelt werden können, wenn man die Ursache kennt, und das ist oft gar nicht der Fall.

Trotz aller Einschränkungen sind Produkte aus der Apotheke nicht unbedingt unwirksam. Es gibt durchaus Hinweise auf positive Wirkungen von Vitaminen, Mineralstoffen, probiotischen Bakterien und sekundären Pflanzenstoffen, aber wir wissen noch zu wenig, um sie gezielt einsetzen zu können. Ein Allheilmittel ist bis jetzt jedenfalls nicht darunter.

Das vertrage ich nicht

Wenn sich der Körper gegen die Behandlung wehrt

„Dieses Arzneimittel vertrage ich nicht!“ Das hören wir oft in der Apotheke. Ohne dass es gesagt wird, liegt darin die Aufforderung, ein anderes Arzneimittel auszusuchen, das verträglicher ist. Das ist manchmal gar nicht so einfach.

Viele Unverträglichkeiten richten sich nicht nur gegen ein Arzneimittel, sondern gegen eine ganze Gruppe von Arzneimitteln. Ein Beispiel dafür sind Schmerz- und Rheumamittel. 0,5 bis 6 Prozent aller Menschen haben eine ASS-Unverträglichkeit, auch ASS-Intoleranz genannt. ASS ist die Abkürzung für Acetylsalicylsäure, bekannter unter dem Namen Aspirin®. Im Fall von Asthmatikern tritt diese Unverträglichkeit sogar bei 20 bis 30 Prozent der Patienten auf, also deutlich häufiger als bei Menschen ohne Asthma. Die Unverträglichkeit äußert sich am Anfang eventuell nur als Niesen oder leichter Schnupfen. Dann können Hautjucken und Pustelbildung vorkommen, so genannte Nesselsucht, und schließlich leichte bis schwere Asthmaanfälle.

ASS ist das älteste Medikament aus einer Gruppe von Schmerzmitteln, die wir heute NSAR (Nicht Steroidale Anti-Rheumatika) nennen. Daher kommt die Bezeichnung ASS-Unverträglichkeit. Erst viel später hat man bemerkt, dass die anderen Vertreter dieser Gruppe die genannten Symptome auch auslösen können. Andere Vertreter sind Diclofenac, Ibuprofen und Naproxen, die häufig als Schmerzmittel zum Einsatz kommen und Ihnen sicher bekannt sind.

Es hat also keinen Wert, einfach ein anderes Schmerzmittel einzunehmen; es muss auch aus einer anderen Gruppe kommen. Da können sich aber andere Nebenwirkungen ergeben.

Deshalb sind die Tabletten, die Ihnen so harmlos vorkommen, die immer schnell gewirkt und die Sie immer gut vertragen haben, apothekenpflichtig. Sie können sie nur in einer Apotheke kaufen, und das ist gut so.

Antibiotika lösen ebenfalls häufig Arzneimittelunverträglichkeiten aus. Auch hier gibt es Ausweichmöglichkeiten. Die einzelnen Antibiotika haben sehr verschiedene chemische Strukturen, so dass sich in den allermeisten Fällen ein verträgliches Mittel finden lässt.

Auf der anderen Seite wirkt nicht jedes Antibiotikum gegen jedes krank machende Bakterium. Sie haben nichts davon, wenn Sie zwar das Antibiotikum gut vertragen, es aber Ihre Bakterien nicht tötet. In solchen Fällen muss entschieden werden, ob Ihre Krankheit so schwer ist, dass die Nebenwirkungen in Kauf genommen werden müssen, oder ob Sie versuchen können, ohne Antibiotikum auszukommen. Dann wird die Krankheit Sie allerdings stärker belasten und wahrscheinlich länger dauern.

Antibiotika-Unverträglichkeiten sind oft Allergien, die sich meist als Hautausschläge zeigen, in manchen Fällen können aber auch Atemnot, Herzrasen oder ein allergischer Schock auftreten. Diese Symptome verschwinden beim Absetzen des Antibiotikums, das kann ein paar Tage dauern. Die antibiotische Wirkung kann außerdem nützliche Bakterien vernichten, vorzugsweise Darmbakterien. Dadurch kann die Darmflora aus dem Gleichgewicht geraten. Das merkt man an weichem Stuhl oder Durchfall, eventuell Verstopfung. In der Regel normalisiert sich nach Abschluss der Behandlung die Darmfunktion schnell wieder. Wer jedoch Probleme hat, kann die Regeneration der Darmflora mit Präparaten unterstützen, die Bakterien enthalten, die in der Darmflora vorkommen.

Mit Röntgenkontrastmitteln kommt man eher selten in Kontakt. Das ist auch gut so, denn sie lösen bei Unverträglichkeit manchmal sehr heftige Reaktionen aus. Kontrastmittel werden Ihnen vor Röntgenaufnahmen gespritzt, um bestimmte Strukturen Ihres Körpers besser sichtbar zu machen. Betroffen von Unverträglichkeiten, meist allergischen Reaktionen, sind 4 bis 13 Prozent der Personen, die so ein Mittel gespritzt bekommen.

Allergische Reaktionen auf Kontrastmittel können innerhalb kurzer Zeit (etwa einer Stunde) als Sofortreaktion oder erst mehrere Tage nach der Injektion auftreten. Dabei kommt es in leichten Fällen zu Symptomen wie Übelkeit, Hautausschlag, Rötung, Juckreiz, Schwindel und/oder Kopfschmerzen. Mittelschwere Reaktionen äußern sich in leichter Atemnot, Erbrechen, beschleunigtem oder verlangsamtem Herzschlag, Ödemen und/oder Nesselsucht. Schwere allergische Reaktionen führen zu einem anaphylaktischen Schock. Dabei kommt es zu einer schlagartigen Erweiterung der Blutgefäße, was zu einem drastischen Blutdruckabfall und im schlimmsten Fall zu Kreislaufversagen führen kann.

Da die Gefahr bekannt ist, werden die Patienten gut beobachtet. Sie sind ja sowieso zum Röntgen in der Arztpraxis oder im Krankenhaus. Dort werden sie auch sofort behandelt, falls das erforderlich ist. Sie werden außerdem angewiesen, bei verdächtigen Reaktionen, die sie in den nächsten Tagen beobachten, sofort einen Arzt aufzusuchen.

Prinzipiell kann bei jedem Menschen nach der Anwendung jedes Arzneimittels eine Unverträglichkeitsreaktion auftreten. Manche sind häufiger, manche seltener, manche sehr selten. Auf dem Beipackzettel eines Arzneimittels sind sie aber alle aufgeführt. Die allermeisten Reaktionen betreffen die Haut. Sie zeigen sich als juckende gerötete Flecken mit Quaddeln oder Pusteln. Es kann sich dabei um Allergien handeln oder um so genannte Pseudoallergien; das kann man ihnen nicht ansehen.

Eine echte Allergie liegt vor, wenn Sie schon früher einmal Kontakt mit dem Arzneimittel hatten und Ihr Immunsystem die Bildung von Abwehrstoffen veranlasst hat. Die bleiben im Körper und liegen sozusagen auf der Lauer. Bei einem erneuten Kontakt, auch mit sehr kleinen Mengen dieses Mittels, wird die allergische Reaktion sofort wieder auftreten, wahrscheinlich sogar heftiger.

Damit ist das Phänomen Allergie aber noch lange nicht erklärt. Es gibt nämlich unterschiedliche Schweregrade. Sie umfassen ein Spektrum vom relativ ungefährlichen, aber lästigen Hautausschlag bis zu schweren entzündlichen Reaktionen, an denen auch die Blutgefäße der Haut beteiligt sind. In manchen Fällen kann es zu Blasenbildung und Hautablösung kommen. Am Ende der Skala steht dann der allergische Schock, der lebensgefährlich sein kann.

Das ist noch nicht alles. Es gibt Sofort- und Spätreaktionen. Spätreaktionen treten beim ersten Kontakt erst nach Tagen oder Wochen auf, bei erneutem Kontakt nach zwei bis drei Tagen. Sie können sich sicher vorstellen, dass man dann den Auslöser nicht so schnell findet. Wenn jemand eine Hautreaktion zeigt, wird er eher die am Tag zuvor eingenommene Kopfschmerztablette dafür verantwortlich machen als den neuen Weichspüler, mit dem er vor einer Woche seine Wäsche behandelt hat.

Damit das Ganze ein wenig komplizierter wird, gibt es noch photoallergische Reaktionen. Sie entstehen, wenn bestimmte Arzneimittel eingenommen oder auf die Haut aufgetragen werden und die Haut anschließend dem Sonnenlicht ausgesetzt ist. Es muss aber gar kein Sonnenlicht sein, künstliche Lichtquellen, zum Beispiel im Bräunungsstudio, lösen die Reaktion auch aus. Die Aussage der Betroffenen lautet dann: „Das habe ich doch immer vertragen, und auf einmal vertrage ich es nicht mehr.“ Oder: „Komisch, im Winter habe ich das ganz gut vertragen, aber jetzt scheine ich allergisch zu reagieren.“

Andere Unverträglichkeiten, die Pseudoallergien oder Intoleranzen, laufen im Gegensatz zu Allergien ohne Beteiligung des Immunsystems ab. Viele Reaktionsmechanismen sind noch gar nicht ganz aufgeklärt. Sie treten nicht immer so zuverlässig nach jedem Kontakt mit dem Auslöser auf wie Allergien, das macht die Aufklärung und die Behandlung so schwer.

Es gibt Methoden, herauszufinden, ob eine Arzneimittelallergie oder eine nicht allergische Unverträglichkeit vorliegt. Eine dieser Methoden ist der Prick-Test. Dabei werden Tropfen einer allergenhaltigen Lösung mit feinen Nadeln etwa einen Millimeter tief in die Haut eingebracht und die Reaktion wird beurteilt. Außerdem kann eine Blutuntersuchung Hinweise auf eine Allergie liefern. Dabei sucht man nach Antikörpern, die im Blut gebildet werden und dafür sorgen, dass beim nächsten Kontakt mit dem Allergen die Reaktion schnell wieder in Gang kommt. Beide Methoden erlauben mit hoher Wahrscheinlichkeit, eine Allergie von einer nicht allergischen Reaktion zu unterscheiden.

Den zuverlässigsten Beweis für eine Arzneimittelunverträglichkeit liefert die Beobachtung, dass die Reaktion abklingt, wenn man das Arzneimittel nicht mehr einnimmt. Das kann allerdings ein paar Tage dauern.

Eine Arzneimittelunverträglichkeit darf nicht mit einer Wirkstoff-Unverträglichkeit gleichgesetzt werden. In den meisten Fällen trifft das zwar zu, aber das muss nicht so sein. In allen Arzneimitteln sind so genannte Hilfsstoffe enthalten. Bei einer Salbe etwa braucht man schließlich eine Salben- oder Cremegrundlage, in der der Wirkstoff verteilt ist. Diese Grundlagen bestehen fast immer aus mehreren Stoffen, meist aus verschiedenen Fetten, Ölen und Wasser. Außerdem braucht man einen Emulgator oder Emulsionsbildner, der die Fett-Wasser-Mischung stabilisiert. Dazu kommt meist ein Konservierungsmittel, das die Haltbarkeit garantiert. Manchmal wird noch ein Duftstoff zugefügt – bei Arzneisalben macht man das, wenn das Produkt sonst unangenehm riecht. Bei Kosmetik ist man großzügiger. Der Duft soll eventuell zum Wohlbefinden beitragen.

Theoretisch kann man auf jeden dieser Hilfsstoffe mit einer Unverträglichkeit reagieren. Allerdings sind Konservierungsmittel und Duftstoffe die häufigsten Auslöser. Oder sollte ich sagen: „Sie waren die häufigsten Auslöser“? Sowohl die Arzneimittel als auch die Kosmetikprodukte, und zwar nicht nur die aus der Apotheke, werden ständig verbessert. Stoffe, die erfahrungsgemäß bei vielen Anwendern Unverträglichkeiten auslösen, werden sehr schnell gar nicht mehr verwendet.

In Tabletten und Kapseln kommen Duftstoffe sowieso nicht vor. Hier gibt es Füllstoffe, die den Tablettenkörper ausmachen, und Hilfsstoffe, die die Verarbeitung in den Maschinen ermöglichen. Dazu kommen noch die Stoffe für den Tablettenüberzug. Früher stellte man gern Tabletten in verschiedenen Farben her oder Dragees mit farbigen Überzügen. Das hat den Patienten die Unterscheidung sehr erleichtert und ist durchaus ein Beitrag zur Sicherheit im Umgang mit Arzneimitteln. Leider haben sich im Lauf der Zeit viele der verwendeten Farbstoffe als recht zuverlässige Auslöser für Allergien erwiesen, sie wurden daher nach und nach nicht mehr verwendet.

Grundsätzlich ist es so, dass allergische Reaktionen häufiger bei Anwendung auf der Haut als beim Einnehmen ausgelöst werden. Im Magen werden einige Allergene ganz einfach zerstört, besonders wenn es sich um Eiweißstoffe handelt.

Aber keine Regel ohne Ausnahme. Es gibt eine Unverträglichkeit, die uns in der Apotheke zunehmend beschäftigt: die Laktoseunverträglichkeit. Laktose, Milchzucker, ist ein klassischer Tabletten- und Kapselfüllstoff. In den letzten Jahren bezeichnen sich bei uns immer mehr Menschen als laktoseintolerant. Sie möchten in der Apotheke gern ein laktosefreies Arzneimittel haben. Manchmal ist das möglich, manchmal nicht. Besonders wenn es sich um ein vom Arzt verordnetes Arzneimittel handelt, dürfen wir das nicht einfach umtauschen. Vielleicht wird es sich aber mit der Zeit so entwickeln wie bei den farbigen Tabletten: Die Pharmaindustrie wird sich umstellen und andere Füllstoffe verwenden, soweit das möglich ist.

Bei Menschen mit Laktoseintoleranz fehlt ein Enzym, das die Laktose abbaut. Das Enzym – Laktase – kann man als Kapseln kaufen und einnehmen. Damit ist den Patienten geholfen.

Wieder andere Arzneimittelunverträglichkeiten werden ausgelöst, weil manche Menschen nicht die „normale“ Enzymausstattung haben. In ihrem Stoffwechsel kommen die Arzneimittel dann anders zur Wirkung als bei der Mehrheit der Anwender. Das ist genetisch bedingt und kann dazu führen, dass manche Arzneimittel bei ihnen stärker oder gar nicht wirken oder dass die Nebenwirkungen viel stärker auftreten als bei anderen Menschen. Auch hier bekommen wir zu hören: „Das vertrage ich nicht.“

Im Prinzip gibt es in solchen Fällen nur einen Ausweg, den Wechsel zu einem anderen Arzneimittel. Schön wäre es allerdings, zu wissen, warum man das Mittel nicht vertragen hat, um in Zukunft sofort die richtige Wahl zu treffen. Das lässt sich herausfinden, aber manchmal kann es sehr langwierig sein.

Noch komplizierter wird das Ganze dadurch, dass beim Empfinden von Unverträglichkeiten auch Einflüsse über die Psyche eine Rolle spielen können. Wenn Arzneimittel in den Medien negativ dargestellt werden, kommen mehr Menschen in die Apotheke und berichten von Unverträglichkeiten. Und wenn Menschen sehr genau auf den Beipackzettel schauen, kann es sein, dass sie etwas verwechseln oder nicht verstehen und Angst haben. Auch dann gehen sie mit dem Wunsch in die Apotheke, lieber ein anderes Arzneimittel zu bekommen.

Eine besondere Rolle kommt den Arzneimittelunverträglichkeiten bei alten Menschen zu. Im Alter verändern sich viele Körperfunktionen. Insbesondere die Organe, die für den Abbau und die Ausscheidung von Medikamenten verantwortlich sind, also Leber und Niere, arbeiten nicht mehr so gut. Dadurch treten leichter Nebenwirkungen auf. Dazu kommt, dass alte Menschen oft mehrere Arzneimittel einnehmen müssen, die sich in ihren Wirkungen gegenseitig verstärken oder abschwächen können. Leider gibt es keine allgemeine Formel, mit der man die Arzneimittelwirkung für alte Menschen berechnen kann. Man kann also nicht sagen, dass sie zum Beispiel von allen Medikamenten weniger nehmen sollten, am besten noch einen bestimmte Prozentsatz bezogen auf die Zahl der Jahre. Deswegen lesen Sie oft im Beipackzettel, dass ein Arzneimittel für Patienten über 65 Jahre nicht empfohlen wird. Nicht weil es nicht wirkt, sondern weil es an älteren Menschen nicht getestet wurde und eine Berechnung der Dosis auf theoretischer Grundlagen eben nicht möglich ist.

Neben der Leber- und Nierenfunktion spielen noch weitere Faktoren eine Rolle. Vor allem ist das eine im Vergleich zu jungen Menschen veränderte Körperzusammensetzung. Im Alter nehmen die Muskelmasse und der Wassergehalt des Körpers ab, der Fettanteil dagegen steigt, auch wenn das Gewicht konstant bleibt. Das wirkt sich auf die Blutspiegel einiger Arzneimittel aus. Je nachdem, ob es sich um wasserlösliche oder fettlösliche Wirkstoffe handelt, muss die Dosierung individuell angepasst werden.

Für den Arzt und auch für uns in der Apotheke heißt das, ganz genau hinzuhören, wenn alte Patienten über Arzneimittelunverträglichkeit klagen. Es könnten Arzneimittelnebenwirkungen sein.

Außerdem ist es wichtig, diese Patienten besonders gut zu beobachten. Gerade alte Menschen sind oft sehr geduldig und ertragen Unannehmlichkeiten, die leicht abzustellen wären, wenn sie sie nur zur Sprache gebracht hatten. Gerade deshalb ist für alte Menschen eine Apotheke wichtig, in der man sie kennt. Man vertraut sich, man kann miteinander reden und individuell helfen.

Ihre Mitarbeit ist wichtig

Sie können zum Behandlungserfolg beitragen

Manchmal werden Ärzte und Apotheker sehr nachdenklich. Ein Patient leidet an hohem Blutdruck, bekommt Tabletten verschrieben, geht auch regelmäßig zum Arzt, aber der Blutdruck sinkt nicht. Der Arzt verordnet nach einiger Zeit ein anderes Arzneimittel. Das Ergebnis ist das gleiche. Sicherheitshalber lassen manche Patienten in der Apotheke den Blutdruck nochmals messen. Sie ahnen es schon: Der Wert ist zu hoch.

Das Beispiel Blutdruck habe ich gewählt, weil es in der Praxis sehr oft vorkommt. Aber auch bei jeder anderen Therapie können wir das beobachten: Die Diagnose ist richtig, das Arzneimittel ist erste Wahl bei dieser Diagnose, doch keine Wirkung tritt ein. Der Patient bekommt auch keine anderen Arzneimittel, die die Wirkung beeinträchtigen können. Wir stehen vor einem Rätsel. Oder doch nicht?

Vielleicht könnte ich den Patienten einmal fragen, ob er das Mittel überhaupt genommen hat. Bevor ich ihm etwas unterstelle, überprüfe ich erst einmal meine eigene Strategie. Wie habe ich mich bei der Abgabe des Arzneimittels verhalten? Ich habe den Patienten informiert, manche würden sogar sagen zugetextet. Zum Beispiel so: „Sie bekommen hier ein ganz modernes Blutdruckmittel, es wird Ihnen sicher helfen. Nehmen Sie bitte jeden Morgen eine ganze Tablette und abends noch eine halbe. Es wäre eventuell gut, wenn Sie weniger Salz essen. Ach ja, Alkohol sollten Sie auch nur gelegentlich trinken. Und seien Sie vorsichtig mit der Einnahme anderer Medikamente, das könnte die Wirkung Ihres Blutdruckmittels beeinträchtigen." Das muss als Information reichen.

Aber genützt hat es nichts, der Blutdruck ist immer noch oben. Man hätten ihm genauso gut das Arzneimittel von einem Automaten geben lassen können und dazu einen Papierausdruck mit Informationen. Und ein kleines Stück Schokolade dazu, fürs Gemüt – und damit es nicht so unpersönlich ist. Das kennt man doch aus der Verkaufspsychologie. Auch das hätte aber nichts genützt.

Ich mache es jetzt besser und wechsle die Strategie. Ich drehe den Spieß um: Ich sage nichts, sondern frage zur Abwechslung den Patienten. Und nun beschreibe ich Ihnen einmal Dialoge, die sich in der Praxis ergeben.

Frage: „Haben Sie die Tabletten denn regelmäßig genommen?"
Antwort 1: „Nein, nur am Anfang. Nach drei Wochen war der Blutdruck in Ordnung. Dann habe ich aufgehört. Ich will mich ja nicht mein Leben lang mit Tabletten vollstopfen."
Dieselbe Frage. Antwort 2: „Nein, das geht ja gar nicht. Ich bin beruflich viel unterwegs, und wenn ich tagsüber viel Auto fahre, nehme ich vorher doch keine Tabletten. Wer weiß, was da alles passieren kann. Am Ende bin ich meinen Führerschein los."
Dieselbe Frage. Antwort 3: „Nein, davon werde ich immer so müde. Alle in meiner Umgebung sagen, ich wäre richtig langweilig geworden. Außerdem muss ich immer so husten. Dem Arzt habe ich gar nichts gesagt, aber Ihnen sage ich das, weil Sie so interessiert gefragt haben."
Dieselbe Frage. Antwort 4: „Ich habe gedacht, dass ich sie regelmäßig genommen hätte. Aber irgendwie habe ich von den 50 Tabletten nach 50 Tagen noch 20 übrig. Ich scheine immer mal eine vergessen zu haben."
Dieselbe Frage. Antwort 5: „Na ja, die Blutdrucktabletten nehme ich immer nur, wenn ich keine Kopfschmerzen habe. Sie haben doch selbst gesagt, dass die beiden Tabletten nicht

zusammenpassen. Und Blutdruck tut ja nicht weh, mein Kopf schon."
Dieselbe Frage. Antwort 6: „Wissen Sie, ich bin da extrem vorsichtig. Einem alten Freund von mir sind die gar nicht gut bekommen, und da nehme ich lieber nicht so viele. Außerdem ist das ja Chemie. Das kann doch nicht so gut sein."
Dieselbe Frage. Antwort 7: „Nein, für so eine Packung Tabletten muss ich ja zehn Euro zuzahlen. Da nehme ich sie nur jeden zweiten Tag, dann kostet mich das nur halb so viel."

Das ist nur ein winzig kleiner Bruchteil der Antworten, die ich im Lauf meines Lebens auf diese Frage bekommen habe. Und dieses Verhalten ist nicht an Blutdrucktabletten gebunden. Es passiert auch bei jedem anderen Arzneimittel, dass Patienten sich nicht an die Einnahmevorschriften halten. Manchmal bewusst, manchmal unbewusst, aber immer mit dem Ergebnis, dass die Therapie nicht so wirkt wie sie sollte.

Man nennt das mangelnde Therapietreue. Dieses Verhalten ist in vieler Hinsicht bedauerlich. Vor allem, weil sich kein optimaler Behandlungserfolg einstellen kann, und der ist doch jedem Patienten zu wünschen. Darüber hinaus kommt es zur Verschlimmerung vieler Krankheiten, wenn sie nicht effektiv behandelt werden. Und nicht zuletzt kostet es die Krankenkassen unnötig viel Geld.

Gründe für mangelnde Therapietreue gibt es viele. Manchmal stehen sie sogar im Zusammenhang mit der Krankheit. Ich hatte eingangs geschrieben: Der Patient leidet an hohem Blutdruck. Das sagt man so, aber meistens „leidet" er gar nicht. Er hat einen hohen Blutdruck. Der tut zunächst nicht weh und beeinträchtig die Leistungen im Alltag überhaupt nicht. Ganz im Gegenteil, beim Absenken des Blutdrucks fühlen sich einige Patienten müde und überhaupt nicht leistungsfähig. Das motiviert absolut nicht zur regelmäßigen Einnahme eines Medikaments.

Viele Menschen bekommen auch regelrecht einen Schock, wenn sie erfahren, dass sie ab jetzt – und vermutlich für den Rest ihres Lebens – Tabletten nehmen müssen. Sie fühlen sich beschädigt oder unvollkommen und das beeinträchtigt das Bild, das sie von sich haben. Da braucht es schon mehr als ein paar gute Ratschläge, um sie zur Therapietreue zu bewegen.

Es gibt Krankheiten, bei denen es eine ganze Weile dauert, bis eine Besserung eintritt, beispielsweise Depressionen. Die Patienten sind froh, dass sie endlich ein Arzneimittel gegen ihre Krankheit bekommen. Aber irgendwann stellen sie fest, dass erst einmal gar nichts passiert, obwohl sie ihre Medikamente vorschriftsmäßig einnehmen. Die Gefahr besteht, dass sie dann mit der Einnahme wieder aufhören, weil sie das Gefühl haben, dass doch alles nichts nützt.

Außerdem gibt es Menschen, die einfach nichts organisieren können. Sie haben keinen strukturierten Tagesablauf, so dass an eine regelmäßige Medikamenteneinnahme nicht zu denken ist. Manchmal sind sie auch grundsätzlich vergesslich oder durch Alter oder Krankheit vergesslich geworden. Ihre Krankheit – oder Gesundheit – ist ihnen nicht unbedingt wichtig. Mal wird ein Arzneimittel genommen und mal nicht.

Für andere Patienten ist die Therapie schlicht zu kompliziert. Jeden Tag fünf bis neun verschiedene Tabletten zu verschiedenen Zeiten einzunehmen wird vielen alten, chronisch kranken Menschen zugemutet. Und damit sind sie oft überfordert, ganz besonders, wenn auch noch ein vorgegebener Abstand zu den einzelnen Mahlzeiten einzuhalten ist. Da wird schon mal das eine oder andere Medikament vergessen oder verwechselt.

Manchmal lässt sich die Arzneimitteleinnahme nicht so leicht in den Alltag integrieren. Ein gutes Beispiel ist die Einnahme eines Entwässerungsmittels zur Entlastung des Herzens. Wenn Patienten dieses Mittel einnehmen, werden sie im Lauf der nächsten Stunden mehrmals eine Toilette aufsuchen müssen. Gehen sie einkaufen oder verlassen sie aus anderen

Gründen das Haus, ist es sehr unangenehm, wenn keine Toilette erreichbar ist. Die Tabletten abends zuhause einzunehmen ist ebenfalls keine Lösung; es würde die Nachtruhe erheblich stören, wenn sie mehrmals pro Nacht aus dem Bett müssten. Das verführt dazu, an manchen Tagen die Tablette einfach wegzulassen.

Letztlich sind auch Misstrauen, Zweifel, Unsicherheit und Angst dafür verantwortlich, dass verschriebene Arzneimittel nicht eingenommen werden. Da gibt es Misstrauen gegenüber dem Arzt, weil Patienten sich bevormundet oder nicht ausreichend aufgeklärt fühlen. Oder die Diagnose wird angezweifelt, weil man sich selbst schlau gemacht hat und zu einem ganz anderen Ergebnis gekommen ist. Die Patienten werden manchmal unsicher, weil sie von verschiedenen Seiten widersprüchliche Informationen bekommen, die sie auch nur teilweise verstehen. Sie können sich nicht entscheiden und nehmen dann ihre Medikamente nicht ein. Die Informationen im Beipackzettel sind unverständlich, genauso wie ein Apotheker, der nur Fachlatein redet.

Die Probleme sind bekannt, aber wie kommen wir zu Lösungen?

Zuerst einmal müssen Arzt, Pflegedienst, Apotheker oder Angehörige merken, dass da jemand seine Medikamente nicht einnimmt. Danach ist zu überlegen, wie ihm zu helfen ist – wenn er das will.

Hilfreich für viele Menschen sind zum Beispiel Pillenboxen, in die die Arzneimittel für eine ganze Woche einsortiert werden können. Dabei gibt es für jeden Tag Fächer für morgens, mittags, abends und nachts. Sie sind eine gute Hilfe für Patienten, die zwar willig sind, alles richtig zu machen, aber doch leicht die Übersicht verlieren.

Es gibt die Möglichkeit, sich über das Mobiltelefon an die Tabletteneinnahme erinnern zu lassen. Dann darf das Arzneimittel aber nicht zuhause liegen, während man unterwegs ist.

Für einige Patienten ist die Selbstmessung, zum Beispiel des Blutdrucks oder des Blutzuckers, eine gute Motivationshilfe. Sie können dann deutlich sehen, dass die Medikamente regelmäßig genommen werden müssen, um dauerhaft zu wirken.

Anderen kann man helfen, indem man ihre Therapie vereinfacht, so dass sie vielleicht nur noch morgens und abends ihre Medikamente einnehmen müssen statt drei- oder viermal täglich. Das geht nicht in jedem Fall, ist aber oft möglich. In regelmäßigen Abständen gehört sowieso jede Dauermedikation auf den Prüfstand. Das ist eng verbunden mit der Frage, ob bei einer Dauermedikation mit mehreren Medikamenten wirklich alle Arzneimittel erforderlich sind. Gerade ältere Menschen wissen oft nicht, weshalb sie ein bestimmtes Arzneimittel einnehmen. Auf Fragen kommt oft die Antwort: „Das nehme ich schon immer." Da ist eine regelmäßige Überprüfung sicher angebracht.

Ein weiterer wesentlicher Grund für mangelnde Therapietreue ist, dass der Patient nicht genug über seine Krankheit und die Behandlung weiß. Hier ist einfach Aufklärung nötig, am besten im Gespräch mit dem Arzt, aber dafür fehlt oft die Zeit.

Nützlich kann auch eine Kontrolle des Einnahmeverhaltens sein. Bei Patienten, die der Apotheke ihr Einverständnis zur Datenspeicherung gegeben haben, können wir leicht feststellen, ob ihre Dauermedikamente regelmäßig geholt werden oder nicht. Wenn ich sehe, dass 100 Herztabletten, die 100 Tage reichen sollen, nach 50 Tagen wieder geholt werden, frage ich natürlich, ob da nicht aus Versehen jeden Tag zwei genommen worden sind. Und wenn Schilddrüsentabletten, die für zwölf Wochen verordnet sind, erst in einem halben Jahr wieder gebraucht werden, versuche ich, den Grund zu erfahren.

Falls Sie merken, dass Sie in dieser Hinsicht ein Problem haben, scheuen Sie sich nicht, Hilfe in Anspruch zu nehmen. Selbst wenn Sie den Sinn der ganzen Behandlung in Frage stellen, sollten Sie mit Ihrem Arzt darüber reden. Sie werden ja nicht zwangsbehandelt. Aber teure Arzneimittel verschreiben lassen und sie dann nicht einnehmen ist nicht nur leichtsinnig und manchmal gefährlich, sondern auch unsozial. Einem anderen Patienten hätte damit gut geholfen werden können.

Die Mitarbeit des Patienten ist nicht nur bei der regelmäßigen Anwendung der Arzneimittel wichtig, sondern auch bei der Lagerung. Bei den meisten Arzneimitteln steht auf der Packung: nicht über 25 oder 30 Grad Celsius lagern. Das spielt besonders im Sommer eine wichtige Rolle. Bei sehr hohen Temperaturen gehören diese Arzneimittel in den Keller oder den Kühlschrank, aber nicht in die Tiefkühltruhe, denn einfrieren dürfen sie keinesfalls.

Es gibt auch Arzneimittel, die unbedingt im Kühlschrank aufbewahrt werden müssen. Das gilt zum Beispiel für Insuline und für viele Augentropfen. Zu ihrer Lagerung ist ein Haushaltskühlschrank geeignet.

Anders ist das bei Impfstoffen. Sie sind zum Teil sehr empfindlich und dürfen nur zwischen 2 und 8 Grad Celsius gelagert werden. Diese Medikamente werden gekühlt transportiert und in der Apotheke sofort in den Kühlschrank gelegt. Die Kühlschranktemperatur wird elektronisch überwacht und aufgezeichnet. Wenn so ein Impfstoff unseren Kühlschrank verlässt, sollte der Patient schnellstmöglich damit geimpft werden.

Eine Lagerung im Haushaltskühlschrank über ein paar Tage ist leichtsinnig. Auf dem Weg von der Apotheke nach Hause kann er schon zu warm werden. Im Haushaltskühlschrank ist die Temperatur wahrscheinlich höher als 8 Grad Celsius. Und wenn dem Patienten dann einfällt, dass er erst eine Woche später zum Arzt gehen wird, kann der Impfstoff schon unwirksam sein. Am besten ist es, den Impfstoff in einer Apotheke in der Nähe des Arztes zu kaufen und dann gleich in die Arztpraxis zum Impfen zu gehen.

Machen Sie keine Experimente. Wenn ich in der Zeitung lese, dass Menschen trotz erfolgter Impfung eine Krankheit wie Masern bekommen haben, frage ich mich: War der Impfstoff wirklich immer vorschriftsmäßig gelagert oder war nicht doch einmal die Lagertemperatur überschritten? Gehen Sie einfach kein Risiko ein.

Vom Hypochonder zur Medikalisierung

Wenn die Angst vor Krankheit uns beherrscht

Sie alle kennen die Bezeichnung „der eingebildete Kranke". Zyniker sagen gern: „Früher hatten wir den eingebildeten Kranken, heute haben wir den ausgebildeten Kranken." Gemeint sind damit Menschen, die über verschiedene Beschwerden klagen, ohne dass sich dafür eine körperliche Ursache finden lässt.

Die Betroffenen können nichts dafür und sind auch nicht „schuld" an ihren Beschwerden. Wenn Sie starke Rückenschmerzen haben, kann es Ihnen zunächst egal sein, ob der Arzt körperliche Ursachen für Ihren Schmerz findet; der Schmerz ist derselbe. Früher nannte man solche Menschen Hypochonder. Heute sprich man von „Somatisierung" oder „somatoformer Störung". Patienten leiden monate- bis jahrelang an körperlichen Beschwerden, für die sich bei allen vorgenommenen Untersuchungen keine organische Ursache finden lässt. Trotzdem sind sie nach wie vor überzeugt, an einer organischen Erkrankung zu leiden.

In der Apotheke haben wir es immer wieder mit solchen Menschen zu tun. Sie klagen darüber, dass kein Arzt den Grund für ihre Beschwerden findet. Dann kaufen sie sich einfach selbst Medikamente, um sich zu behandeln. In der Regel nützt das nicht viel, denn die Beschwerden haben ihre Ursache nicht ausschließlich auf der körperlichen Ebene.

Ich habe auch schon erlebt, dass ein Hypochonder die rezeptpflichtigen Herztabletten seines Freundes eingenommen hat. Er glaubte, an einer bestimmten Herzkrankheit zu leiden, die der Arzt nicht bestätigte. Ohne Rezept kam der Mann aber nicht an die Tabletten, mit denen er sich behandeln wollte. Er ließ sich die Tabletten von einem Freund geben, der die Krankheit hatte. Der nahm dann weniger Tabletten, weil er sowieso nicht gern Tabletten schluckte. Aufgefallen ist mir das, als der Patient in die Apotheke kam und über eine Sehstörung klagte, die sehr charakteristisch für eine Überdosierung dieser Tabletten ist. Nach einem längeren und sehr offenen Gespräch hat der Mann dann gebeichtet. Wir haben gemeinsam einen Arzt ausfindig gemacht, der den Mann jetzt behandelt. Mit Psychotherapie und den „richtigen" Tabletten.

Die Beschwerden, die von Patienten mit somatoformer Störung berichtet werden, betreffen bevorzugt bestimmte Organe. Geklagt wird

- über Bauchschmerzen, Übelkeit, Durchfall, Völlegefühl, Erbrechen, Krämpfe,
- über Flecken auf der Haut, Rötungen, Juckreiz, begleitet von der Angst, an Hautkrebs zu leiden,
- über Herzbeschwerden wie Kurzatmigkeit, Herzstiche, unregelmäßigen Herzschlag, Engegefühl und Schmerzen in der Brust,
- über Muskel- und Gelenkbeschwerden und ganz häufig über Rückenschmerzen.

Wenn körperliche Untersuchungen keine Befunde erbringen, wird der Arzt psychische Ursachen in Betracht ziehen. Die Ursache für die genannten Beschwerden sieht man heute in einer gestörten Verarbeitung unterschiedlichster Belastungen. Sie können sowohl im beruflichen als auch im privaten Bereich zu finden sein. Sehr oft haben die Patienten die Erfahrung gemacht, dass sie mehr Beachtung, Zuwendung und Fürsorge aus ihrem Umfeld erfahren, wenn sie krank sind. Sie spielen aber keine Krankheit vor – das kann nicht oft genug gesagt werden. Sie leiden wirklich unter den genannten Beschwerden. Das unterscheidet sie übrigens vom Simulanten, der Krankheiten vortäuscht, um Vorteile zu erlangen.

Viele der Patienten sind tief betroffen, wenn der Arzt eine Psychotherapie vorschlägt. „Ich bin doch nicht verrückt“ und „der will mich doch nur loswerden“, ist oft ihre erste Reaktion. Und wenn sie nach dem Arztbesuch in die Apotheke gehen, kriegen wir das als Erste zu hören. Dann kann noch die Frage kommen: „Soll ich mir nicht ein paar Psychopillen kaufen? Die nehme ich statt meiner anderen Tabletten. Vielleicht verschwinden meine Beschwerden davon.“

Die hypochondrische Störung ist eine von vielen somatoformen Störungen. Ihr Hauptmerkmal sind nicht so sehr die beklagten körperlichen Beschwerden, sondern die ausgeprägte, alles bestimmende gedankliche Beschäftigung damit. Das private und berufliche Leben wird dadurch nachhaltig negativ beeinflusst. Von hypochondrischer Störung spricht man allerdings erst, wenn dieser Zustand mindestens sechs Monate andauert. In diesem Sinn sind viele Menschen, die wir Hypochonder nennen, gar keine.

Hypochonder gehören in fachärztliche Behandlung. Dabei muss man die Behandlungsstrategie immer individuell festlegen, denn jeder Fall ist anders. Der Therapeut hat die keineswegs leichte Aufgabe, dem Patienten zu vermitteln, dass er nicht an einer ernsten, eventuell tödlichen Krankheit leidet, aber trotzdem behandelt werden muss. Diese Behandlung besteht jedoch eher aus Psychotherapie. Allerdings kommen auch manchmal Arzneimittel zum Einsatz.

Ich bin immer froh, wenn wir einen solchen Patienten zu einem Arzt schicken können, der ihm wirklich hilft. Das ist schöner, als mit ansehen zu müssen, wie jemand völlig vergeblich Arzneimittel schluckt, die in seinem Fall eher schaden als nützen.

Außer den „echten“ Hypochondern gibt es heute viele Menschen, an die von außen herangetragen wird, dass sie auf keinen Fall gesund sein können. Ein „kleiner Hypochonder“ steckt sicher in jedem von uns, jedenfalls ab und zu oder immer mal wieder. In unserer Gesellschaft und in den Medien findet er reichlich Anregungen, gesundheitliche Defizite bei sich festzustellen. Wir sprechen von Medikalisierung. Laut Wikipedia ist Medikalisierung „die Bezeichnung für einen gesellschaftlichen Veränderungsprozess, bei dem menschliche Lebenserfahrungen und Lebensbereiche in den Fokus systematischer medizinischer Erforschung und Verantwortung rücken, die vorher außerhalb der Medizin standen".

Die atemberaubenden Entwicklungen der Medizin und der Medizintechnik in den letzten Jahrzehnten haben dazu geführt, dass es einen gesunden Menschen praktisch nicht mehr gibt. Selbst wenn jemand scheinbar gesund ist, kann man mit verschiedenen Tests feststellen, dass er doch ein mehr oder weniger großes Risiko hat, bestimmte Krankheiten zu bekommen. Damit ist er schon behandlungsbedürftig. Das wird ihm jedenfalls suggeriert. Sein Risikoprofil macht eine Behandlung einfach erforderlich.

Auch hier stellt sich wieder die Frage: Wem nützt es? Bezogen auf die Behandler darf man vermuten, dass alle auf dem Gesundheitssektor tätigen Personen ein ökonomisches Interesse daran haben, möglichst viele Patienten – im weitesten Sinn – als Kunden zu gewinnen. Dabei geht es nicht nur um alle Therapeuten – auch im weitesten Sinn – sondern zusätzlich um die Pharmaindustrie, die Apotheker, die Hersteller und Vertreiber von medizinischen Geräten, „gesunden" Lebensmitteln, Gesundheitsliteratur und Software für das Smartphone. Und das sind noch längst nicht alle. Krankheit ist ein riesiges Geschäft. Selbst Tages- und Wochenzeitungen steigern ihre Auflage mit seriösen oder skandalösen Berichten über gesundheitliche Probleme und deren Behandlung. In letzter Konsequenz verdient sogar der Staat durch die Mehrwertsteuer daran. Manchmal frage ich mich, ob manche Politiker deshalb so an der Ausweitung des Arzneimittelhandels über das Internet interessiert sind.

Andererseits darf man nicht verkennen, dass viele Akteure der Gesundheitsberufe in erster Linie „Überzeugungstäter" sind. Sie glauben es ihren kranken und nicht so kranken Kunden schuldig zu sein, alles medizinisch und biotechnologisch Machbare als Leistung anzubieten. Das sehen sie als eine Art Hilfestellung oder Begleitung auf dem Weg zum perfekten Menschen. Jedenfalls so, wie sie sich ihn vorstellen.

Menschen werden gedrängt, sich an Vorbildern zu orientieren. Oft sind das prominente Persönlichkeiten, die (fast) jeder kennt. Ihre körperlichen und psychischen Leiden werden in den Medien ausführlich dargestellt, häufig als Folgen der komplexen Anforderungen der heutigen Lebens- und Arbeitswelt. Selbstverständlich kann den meisten geholfen werden, weil sie sich frühzeitig in die Hände eines – meist ebenfalls prominenten – Behandlers begeben.

Der einzelne Mensch kann dadurch schnell verunsichert werden, besonders wenn es ihm an Selbstbewusstsein und Durchsetzungskraft mangelt. Er strebt nach körperlichem und sozialem Wohlbefinden und hofft, das durch eigene Anstrengung zu erreichen. Dazu könnte ihn sein Weg ins Sportstudio führen, in den Bioladen, aber auch in eine Arztpraxis oder in die Apotheke. Etwas einzunehmen, um ein bestimmtes Ziel zu erreichen, ist immer noch derjenige Weg, der mit den wenigsten Anstrengungen verbunden ist.

Dabei gibt es viele Behandlungen, die nur mit rezeptpflichtigen Arzneimitteln erfolgreich durchgeführt werden können. Das bedeutet, dass die Menschen dafür zum Arzt gehen müssen. Es gibt Arztpraxen, die sich darauf spezialisiert haben, Beschwerden zu behandeln, die man nicht eigentlich Krankheit nennen kann. Ihre Behandlung erfordert aber den Einsatz von Medikamenten. Dazu kommen eventuell Handlungen, die nur von Ärzten vorgenommen werden dürfen, wie Operationen und Verabreichung von Spritzen. Die eben beschriebenen Menschen haben Übergewicht, Potenzstörungen, Haarausfall und eigentlich normale Altersbeschwerden wie Falten und nachlassende Hormonproduktion. Wer das behandeln und bezahlen will, kann sich durch die Kombination von Operationen und Arzneimitteln schon fast in einen anderen Menschen verwandeln lassen.

Damit sich das Geschäft mit der Medikalisierung auch wirklich lohnt, müssen die Anbieter dafür sorgen, dass das Angebot ständig erweitert wird. Das heißt auf der einen Seite in Werbung zu investieren und in sozialen Netzwerken aktiv zu sein; auf der anderen Seite müssen immer neue Produkte herausgebracht werden, die möglichst nicht schaden, aber viele Hoffnungen wecken. Mit neuen Arzneimitteln ist das mühsam, denn die werden vor der Zulassung geprüft. Dazu müssen Unterlagen eingereicht werden, die zu erstellen so lange dauert und so teuer ist, dass es sich nicht wirklich lohnt. Ein Produkt, das rechtlich ein Diätmittel, Lebensmittel oder Nahrungsergänzungsmittel darstellt, lässt sich dagegen leicht in den Handel bringen. Der Hersteller muss sich jetzt nur noch etwas einfallen lassen, um den gesundheitlichen Nutzen darzustellen. Das kann etwa so funktionieren:

Wir nehmen eine Aminosäure, zum Beispiel Arginin. Aminosäuren sind Eiweißbestandteile. Eiweiß braucht der menschliche Körper ständig, jeden Tag etwa ein Gramm pro Kilogramm Körpergewicht. Die meisten Menschen bei uns sind überversorgt und essen mehr als 100 Gramm pro Tag. Ein Mangel ist also eher selten anzutreffen. Alle im Eiweiß enthaltenen Aminosäuren erfüllen wichtige Funktionen im Körper. Alle enthalten Stickstoff, das unterscheidet Eiweiß von Fetten und Kohlenhydraten, die ebenfalls Hauptbestandteile unserer Ernährung sind. Ich habe einfach einmal eine Aminosäure ausgesucht.

Die Werbung für diese Aminosäure sieht dann so aus: Arginin ist wichtig für den Muskelaufbau (das trifft für alle Aminosäuren zu), „Arginin liefert den Stickstoff, der im Körper zu Stickstoffmonoxid wird, das die Blutgefäße erweitert, die Durchblutung verbessert und damit unter anderem der Verkalkung vorbeugt und gegen erektile Dysfunktion wirkt." Das ist richtig. Die entscheidende Frage ist aber, ob wir einen Argininmangel haben, der durch Arginingabe zu beheben wäre. Das lässt sich fast nicht beantworten, denn dazu müsste eine entsprechende Blutuntersuchung durchgeführt werden.

Also fragen wir uns, wie viel Arginin unser Essen enthält. Sieht gut aus. In einem Ei finden wir etwa 500 Milligramm, in jeweils 100 Gramm magerem Rind-, Schweine- und Hühnerfleisch mehr als 1300 Milligramm, in getrockneten Hülsenfrüchten mehr als 2000 Milligramm, in Vollkornmehl oder Haferflocken 600 bis 850 Milligramm, in Erdnüssen sogar knapp 3000 Milligramm. Je nachdem, womit wir uns ernähren, essen wir am Tag ein bis fünf Gramm Arginin. Wie viel wir mindestens brauchen ist nicht bekannt. Fest steht aber, dass unser Körper es aus anderen Aminosäuren herstellen kann, damit kein Mangel entsteht.

Und was empfehlen uns die Hersteller von Argininprodukten? Sie empfehlen den Kauf von Argininkapseln mit jeweils 333, 500 oder 1000 Milligramm Arginin pro Kapsel. Dass es Kapseln sind, ist wichtig. Alternativ könnten es auch Tabletten sein. Hauptsache, es hat den Anschein von Medizin oder Arzneimittel, obwohl es „nur" ein Lebensmittelkonzentrat ist.

Aber irgendwoher muss ich doch die Information bekommen, ob ich Arginin für meine Gesundheit brauche oder ob es riskant ist, es einzunehmen. Bei Arzneimitteln würde ich es schnell finden, ich bin ja Apotheker, aber für Lebensmittel? Dafür gibt es die EFSA European Food Safety Authority, die europäische Behörde für Lebensmittelsicherheit. 2011 hielt sie die Verwendung gesundheitsbezogener Angaben, so genannter „Health Claims", bei Arginin nicht für gerechtfertigt. Jedenfalls nicht soweit sie die Verwendung von L-Arginin bei gesunden Menschen zur Aufrechterhaltung einer normalen Durchblutung, einer Verbesserung der Erektion sowie zur Kräftigung der Muskeln und zur Bereitstellung von Stickoxid im Stoffwechsel betreffen (zum besseren Verständnis verkürzt wiedergegeben).

Das heißt, es darf nicht mit einem gesundheitlichen Nutzen einer zusätzlichen Einnahme bei gesunden Personen geworben werden. Vermarktet wird Arginin als „Lebensmittel für besondere diätetische Zwecke“ oder „diätetisches Lebensmittel bei erhöhtem Bedarf oder unzureichender Zufuhr“. Man kann es als Pulver kaufen, wie Milchpulver, und einfach ins Essen rühren, um sich besser zu versorgen. Aber die Erfolg versprechendste Zubereitung sind Kapseln, am besten noch aus der Apotheke. Das erweckt den Anschein eines wirksamen Arzneimittels, obwohl auf der Packung nichts dergleichen steht.

Auf der Packung steht auch nicht, wofür das Produkt angewendet werden soll, weil es ja kein Arzneimittel ist. Deshalb darf nicht draufstehen, dass man täglich drei oder fünf Kapseln einnehmen soll, um bestimmte Beschwerden zu behandeln. Die Informationen, wozu das Produkt gut sein soll, müssen Sie sich aus der Werbung, aus dem Internet oder aus sozialen Netzwerken holen. Das heißt – holen müssen Sie sie oft nicht, sie bekommen sie aufgedrängt.

Auf den Verpackungen sind in den meisten Fällen „Verzehrsmengen“ angegeben, weil es sich um Lebensmittel handelt. Es gibt keine amtlichen Empfehlungen für den täglichen Bedarf, wie es sie zum Beispiel für Vitamine gibt. Vielleicht haben Sie auf den Verpackungen von Lebensmitteln schon Angaben gelesen wie: „enthält Vitamin A 200 µg entspricht 25 % RDA“.

Der RDA-Wert ist ein in der EU gesetzlich festgelegter Normwert für Vitamine, einige Mineralstoffe und Spurenelemente. RDA bedeutet Recommended Daily Allowances. Die RDA sollen die Mengen angeben, die täglich zu verzehren sind, um einer Mangelerkrankung vorzubeugen. Für Aminosäuren gibt es gar keine RDA-Werte, also können sich die Argininproduzenten auch nicht darauf beziehen.

Sie geben dann in der Regel eine Empfehlung ab, die sie für unschädlich halten, schreiben, dass diese Menge pro Tag nicht überschritten werden soll, und unten im Kleingedruckten wird noch erwähnt, dass es keine Referenzmengen gibt oder dass keine Empfehlungen zur täglichen Verzehrsmenge vorhanden sind.

Anders ausgedrückt: „Sie können das ruhig ein bisschen einnehmen. Sie könnten auch ein Ei essen oder eine Handvoll Erdnüsse. Vielleicht hilft es Ihnen. Und wenn nicht, hat es wenigstens nicht geschadet. Aber wir können ja noch auf den Placebo-Effekt hoffen."

Sie sind ein mündiger Verbraucher und können sich kaufen und einnehmen was Sie wollen. Aber bitte fragen Sie sich nicht nur bei Arzneimitteln: „Brauche ich das wirklich?" und: „Wem nützt es?" Nur dann sind Sie wirklich mündig, egal ob Sie sich für oder gegen die Einnahme entscheiden.

Ein Gentest kann hilfreich sein

Personalisierte Medizin und stratifizierte Arzneimitteltherapie

Schon seit es Arzneimittel gibt, stellt man fest, dass manche bei einigen Patienten kaum oder gar nicht wirken. Bei anderen lösen sie aber schon in sehr geringen Mengen starke Wirkungen oder unerwünschte Wirkungen aus. Da stellen sich verschiedenen Fragen. Liegt es an der jeweiligen Person? Liegt es am Arzneimittel? Kann es sein, dass das Mittel bei jedem anders wirkt? Oder bei Männern anders als bei Frauen? Und dann kommt noch die Frage, die man sich in solchen Fällen lange vor unserer Zeit gestellt hat: Ist die Person vielleicht verhext?

Das Letztere trifft es ganz sicher nicht, aber sonst gibt es viele Faktoren, die die Wirkung von Arzneimitteln verändern können. Dazu gehören Alter, Genetik, Geschlecht, Gewicht, Krankheiten, Zustand wichtiger Organe wie Leber und Niere, schädliche Lebensgewohnheiten wie Rauchen, Trinken oder Stress und letztlich auch Umwelteinflüsse. Das können wir zum Teil heute schon bei einer Therapie mit Arzneimitteln berücksichtigen. Die Wirkung von Arzneimitteln variiert aber auch, weil Abbau- und Umbauprozesse nicht bei allen Menschen gleich ablaufen. Das ist genetisch festgelegt. In der personalisierten Medizin geht es um das Erkennen genetischer Faktoren, die die Arzneimittelwirkung variieren.

Es ist gar nicht so einfach, die Arzneimittelwirkung vorauszusagen. Wir werden in der Apotheke oft gefragt, von Kindern, aber auch von Erwachsenen: „Woher weiß das Arzneimittel eigentlich, wo es wirken soll?" Das weiß es gar nicht. Es verteilt sich im ganzen Körper, bis es eine Struktur findet, mit der sich eine Reaktion ergibt.

Als Beispiel nehmen wir einmal die Einnahme einer Tablette. Sie wird mit einem Schluck Wasser in den Magen gespült, löst sich auf und gelangt über Dünndarm und Pfortader in die Leber. Hier finden an vielen – aber nicht an allen – Arzneistoffen chemische Veränderungen statt. Der Fachausdruck dafür ist Metabolisierung. Sie kann dazu führen, dass ein Arzneistoff in der Leber schon weitgehend abgebaut wird und viel von seiner Wirkung einbüßt. Andererseits werden einige Arzneimittel erst in der Leber in den eigentlich wirksamen Stoff umgebaut. Das sind nur zwei von vielen möglichen Veränderungen, aber zwei sehr eindrucksvolle, wie ich finde.

Verantwortlich für diese Reaktionen sind Enzyme, die in der Leber gebildet werden. Enzyme sind biologische Eiweißstoffe, die in jeder Körperzelle vorkommen. Sie führen eine chemische Reaktion aus, und das versuchen sie an jedem Molekül, das ihnen begegnet. Leberenzyme reagieren normalerweise mit Nahrungsbestandteilen, aber eben auch mit Arzneimitteln und allen anderen Stoffen, die in die Leber gelangen und diese Reaktion zulassen.

Die veränderten oder unveränderten Stoffe verlassen die Leber mit dem Blut in Richtung Herz. Von dort werden sie, wieder mit dem Blut, im ganzen Körper verteilt. Sie können jetzt im Blut, in allen Körperflüssigkeiten und in jeder Körperzelle Reaktionspartner finden. Dort werden sie mit Enzymen reagieren oder an Rezeptoren andocken. Das sind räumliche Strukturen, an die sie passen müssen wie ein Schlüssel zum Schloss. In beiden Fällen werden biologische Reaktionen ausgelöst. Wenn es erwünschte Reaktionen sind, bezeichnen wir das als Arzneimittelwirkung; sind es unerwünschte Reaktionen, nennen wir es Nebenwirkung und im schlimmsten Fall Vergiftung.

Ich hoffe, Sie können sich anhand dieses sehr vereinfachten Modells eine mögliche Arzneimittelwirkung vorstellen. Allerdings laufen diese Prozesse nicht bei allen Menschen in gleicher Intensität und Geschwindigkeit ab. Das liegt an der unterschiedlichen Aktivität der Enzyme. Die ist genetisch bedingt. Bezogen auf Arzneimittel sprechen wir von vier verschiedenen Metabolisierungstypen. Zum besseren Verständnis benutze ich jetzt das deutsche Wort Verstoffwechselung.

Der so genannte „normale Verstoffwechsler" ist derjenige, bei dem die Arzneimittel genauso stark und genauso lange wirken wie vorgesehen. Er nimmt die Mittel nach Gebrauchsanweisung ein und sie wirken so wie erwartet. Nebenwirkungen treten kaum auf.

Von einem „eingeschränkten Verstoffwechsler" sprechen wir, wenn bei einem Patienten das Mittel stärker und länger wirkt, die Nebenwirkungen aber noch hinnehmbar sind. Die Ausscheidung ist verlangsamt. Er hat mehr von dem Arzneimittel im Blut als der normale Metabolisierer, weil er über weniger Enzyme verfügt, die den Wirkstoff abbauen und ausscheiden. Das bedingt die stärkere Wirkung.

Beim so genannten „langsamen Verstoffwechsler" wird der Arzneistoff noch langsamer abgebaut und ausgeschieden, das heißt, er wirkt noch stärker. Hier muss bei der Dosierung nach Gebrauchsanweisung mit unnötig hohen Konzentrationen des Wirkstoffs im Blut und starken Nebenwirkungen bis zur Vergiftung gerechnet werden.

Der „ultraschnelle Verstoffwechsler" ist das Gegenteil. Seine Enzyme, die das Arzneimittel abbauen, sind extrem aktiv. Entsprechend schnell verschwindet das eingenommene Medikament. Oft kommt es gar nicht zur Wirkung oder nur ganz kurz. Die Dosierungsanweisung in der Gebrauchsanweisung bezieht sich ja auf den normalen Verstoffwechsler.

Interessant dabei ist, dass das immer nur für einen bestimmten Arzneistoff gilt. Es verhält sich nicht so, dass jemand grundsätzlich ein langsamer Verstoffwechsler ist und dass er deshalb von allen Arzneimitteln immer ein bisschen weniger einnehmen muss. Das ist von Wirkstoff zu Wirkstoff verschieden. Jemand kann durchaus für ein Arzneimittel ein normaler und für ein anderes ein ultraschneller oder auch langsamer Verstoffwechsler sein.

Stellen Sie sich jetzt vor, dass Sie zum Beispiel wegen hoher Cholesterinwerte ein Arzneimittel verordnet bekommen. Sie sind ein folgsamer Patient und halten sich exakt an die Einnahmeanweisung. Nach drei Monaten kommen Sie zur Kontrolle in die Arztpraxis, aber an den Werten hat sich nichts geändert. Das könnte daran liegen, dass das Mittel bei Ihnen nicht so wirkt wie bei den meisten Menschen, weil Sie in diesem Fall nicht zu den normalen Metabolisierern gehören. Sie haben das Mittel so schnell abgebaut, dass es gar nicht zur Wirkung kommen konnte.

Der Arzt verschreibt Ihnen ein anderes Mittel. Dabei stellen Sie schon nach kurzer Zeit starke Nebenwirkungen fest, so dass nichts anderes übrigbleibt als ein drittes Mittel zu versuchen. Die erwünschte Wirkung tritt jetzt ein, und dieses Mittel wird dafür sorgen, dass sich ihr Cholesterinwert auf Dauer normalisiert. Allerdings nur, solange Sie es einnehmen. Das hat ein bisschen gedauert, aber letztlich ist die Behandlung erfolgreich.

Anders sieht es aus, wenn eine lebensrettende Therapie ansteht und keine Zeit zu verlieren ist. Hier kann man sich kein Ausprobieren leisten. Zudem kommen oft Arzneimittel zum Einsatz, die stärkste Nebenwirkungen haben, zum Beispiel in der Krebstherapie. Wenn dann im Verlauf der Therapie festgestellt wird, dass die erwünschte Wirkung gar nicht eintritt, sondern nur die Nebenwirkungen, ist das extrem belastend für diese schwerstkranken Patienten. Außerdem kann dann die Behandlung mit dem „richtigen" Arzneimittel zu spät kommen.

In der personalisierten Medizin wird vor Beginn der Therapie durch einen Gentest abgeklärt, ob ein Arzneimittel bei einem bestimmten Patienten so wirkt wie erwartet. Wenn nicht, wird es gar nicht erst verabreicht, weil anhand genetischer

Merkmale keine Wirkung, aber verstärkt unerwünschte Wirkungen zu erwarten sind.

Bei Brustkrebspatientinnen leidet etwa ein Viertel der Frauen unter einer besonders aggressiven Form der Erkrankung. Ihre Krebszellen bilden aufgrund einer genetischen Variation sehr viele Anknüpfungspunkte für Wachstumsfaktoren, die das Wachstum jeder Zelle anregen. Wenn bestimmte Zellen viele Anknüpfungspunkte – Fachausdruck: Rezeptoren – bilden, wachsen und vermehren sich diese Zelle besonders schnell. Das ist bei den Krebszellen dieser Frauen der Fall. Die Variation lässt sich durch einen Gentest nachweisen. Wenn er positiv ausfällt, kann bei den Frauen ganz gezielt ein Arzneimittel eingesetzt werden, das die Vermehrung dieser Tumorzellen bremst. Bei den anderen Patientinnen, deren Krebszellen diese Besonderheit nicht aufweisen, kann man frühzeitig eine andere Therapie beginnen, die für sie besser geeignet ist.

Ähnlich gehen wir heute vor bei der Behandlung verschiedener Formen von Leukämie, Lungenkrebs, HIV, Darmkrebs, schwarzem Hautkrebs und Epilepsie; und damit stehen wir erst am Anfang. Unter Berücksichtigung genetischer Besonderheiten können in vielen Fällen personalisierte, das heißt auf diese Besonderheiten abgestimmte Therapien erfolgen.

Der Ausdruck „personalisierte Medizin" erweckt beim ersten Lesen den Eindruck, dass es hier um eine Therapie nur für diese eine Person geht. Das ist aber falsch, denn es geht um die Behandlung mit einem Arzneimittel, das für viele Menschen in Frage kommt. Es wirkt bei allen, die genetisch bedingt dieselbe Reaktion auf dieses Arzneimittel zeigen.

Nach und nach wird sich dafür der Ausdruck „stratifizierte Pharmakotherapie" durchsetzen. Stratifizieren kann man übersetzen mit Einordnen. Wir teilen Patienten anhand bestimmter Merkmale in verschiedenen Gruppen ein. Dann werden für deren Behandlung Arzneimittel ausgewählt, die zu ihnen am besten passen. Stratifizierte Pharmakotherapie bedeutet, die passende Arzneimitteltherapie für die richtige Patientengruppe zu finden. Dabei kann die Dosis für einzelne Patienten variieren. Wenn sie beispielsweise schnelle Metabolisierer sind, brauchen sie mehr von dem Wirkstoff, wenn sie eingeschränkte Metabolisierer sind, brauchen sie weniger.

Wir haben zwar manche Arzneimittel schon in verschiedenen Stärken vorliegen, aber längst nicht alle. Wenn wir eine stratifizierte Therapie für alle Krankheiten bei allen Patienten anstreben, brauchen wir fast alle Arzneimittel in vielen verschiedenen Stärken. Darüber freut sich nicht einmal die Pharmaindustrie, denn das wäre einfach sehr teuer in Produktion und Lagerhaltung.

Die Krankenkassen freuen sich auch nicht, denn außer den Arzneimitteln wären ja noch entsprechende Tests, meist Gentests, zu bezahlen. Damit fehlen also ökonomische Anreize für eine stratifizierte Therapie für alle Patienten. Und es fehlen Untersuchungen, die belegen, für welche Patienten eine stratifizierte Therapie wirklich von Vorteil ist. Wir dürfen auch nicht vergessen, dass es neben den genetischen Daten viele andere Faktoren gibt, die den Erfolg oder Misserfolg einer Therapie mitbestimmen. Die allermeisten Erkrankungen entstehen sowieso durch ein komplexes Zusammenspiel mehrerer Gene und durch Umweltfaktoren. Einfache Lösungen wird es nicht geben. Es wird aber weiter intensiv auf diesem Gebiet geforscht, und die nächsten Jahre werden sicher zeigen, wo die Vorteile liegen und was wir aus verschiedenen Gründen lieber nicht machen sollten.

Heute werden viele Hoffnungen auf die genetische Diagnostik gesetzt. Das betrifft nicht nur die Behandlung von Krankheiten, sondern auch die „prädiktive Diagnostik“. Damit ist gemeint, dass man mit Hilfe genetischer Tests feststellen kann, ob eine bestimmte Person aufgrund ihrer genetischen Ausstattung mit einer gewissen Wahrscheinlichkeit irgendwann eine bestimmte Krankheit bekommen wird. Der Test wird an gesunden Personen durchgeführt. Das ist etwas grundsätzlich anderes als nach einer festgestellten Krankheit, zum

Beispiel einer Krebserkrankung, anhand genetischer Besonderheiten ein passendes Medikament auszusuchen.

Diese prädiktiven Tests werden durchgeführt, wenn in einer Familie vererbliche schwere Krankheiten auftreten und die Kinder wissen wollen, ob sie auch Brustkrebs bekommen werden wie ihre Mutter oder Alzheimer-Demenz wie ihr Vater. Sie versuchen dann vorzubeugen. Es liegt auf der Hand, welche Gefahren solche Tests bergen. Sie geben keine Gewissheit, sondern eine Wahrscheinlichkeit der Erkrankung an. Die Person muss also nicht unbedingt erkranken. Das Bewusstsein der Gefährdung führt aber in vielen Fällen schon zu überzogenen Reaktionen und lässt oft keine Lebensfreude mehr aufkommen. Die Anbieter solcher Tests versuchen allerdings, die Möglichkeiten dieses Marktes zu nutzen. In Deutschland ist deshalb gesetzlich geregelt, dass nur Ärzte das Ergebnis solcher Tests den Betroffenen bekanntgeben dürfen. Sie bekommen also keinen Briefumschlag per Post und werden mit dem Ergebnis alleingelassen. Über das Internet kann man diese Regelung wahrscheinlich umgehen, aber ob das hilfreich ist?

Arzneimittel für Kinder

Kleine Patienten, große Fragen

Wenn ihr Kind krank ist, gehen Sie erst zum Arzt oder gleich in die Apotheke und holen ein Arzneimittel, zum Beispiel gegen Husten oder Fieber. Häufig sind es Mittel, die Sie als Kind auch schon gegen diese Beschwerden genommen haben, und sie haben immer gut geholfen.

Das fühlt sich vertraut an und ist beruhigend. Die Verträglichkeit von Arzneimitteln, die zur Behandlung von Kindern zugelassen sind, ist nachgewiesen. Solange Sie sich genau an die Dosierungsempfehlungen halten, sind Sie auf der sicheren Seite.

Allerdings gibt es auch Arzneimittel, die für schwere Krankheiten von Kindern dringend gebraucht werden, aber bis jetzt nur an Erwachsenen getestet wurden. Dafür gibt es viele Gründe. Erwachsene können entscheiden, ob sie an einem Arzneimitteltest teilnehmen. Sie lassen sich über Nutzen und Risiken aufklären und entschließen sich zur Teilnahme oder auch nicht. Bei Kindern ist das naturgemäß anders. Sie können so eine Entscheidung gar nicht treffen. Und Eltern werden in der Regel ihre Kinder nicht als „Versuchskaninchen" zur Verfügung stellen wollen.

Dazu kommt, dass die Aussagekraft solcher Tests begrenzt ist, auch wenn Studien an Kindern durchgeführt wurden. Im Organismus von Kindern ändert sich beim Heranwachsen ständig etwas. Ergebnisse, die man zum Beispiel aus Studien mit Einjährigen gewonnen hat, wären wahrscheinlich für ältere Kinder nicht in allen Punkten aussagekräftig – und umgekehrt. Da ahnt selbst ein Laie, wie kompliziert diese Materie ist. Dazu kommt, dass solche Studien teuer sind. Für Pharmafirmen versprechen sie aber keinen großen Gewinn, weil der Kreis der zukünftigen Verwender sehr klein ist. Es ist nun mal so, dass Kinder weniger Arzneimittel verbrauchen als Erwachsene. Wenn sie nach Altersgruppen eingeteilt werden müssen, sind noch weniger potenzielle Verbraucher für die einzelnen Zubereitungen da. Es gibt also nicht viel zu verdienen.

In der Kinderheilkunde werden aber Arzneimittel dringend gebraucht, zum Beispiel für bestimmte Herzkrankheiten, Mittel gegen hohen Blutdruck, Entwässerungsmittel, Antibiotika gegen seltene Infektionen, Mittel gegen Krebs und viele mehr. Diese Arzneimittel gibt es, und bei Erwachsenen werden sie mit großem Erfolg angewendet. Kann man Kindern nicht einfach ein bisschen weniger davon geben?

Arzneimittel, die sich für Erwachsene als gut wirksam und wenig schädlich herausgestellt haben, eignen sich oft auch für Kinder. Das große Problem ist das Finden der richtigen Dosis. Dafür gibt es Rechenmodelle, die zum Beispiel das Alter, das Gewicht oder die Körperoberfläche des Kindes als Bezugspunkt nehmen. Zusätzlich müssen noch die Verteilung des Arzneistoffs im Körper, sein Abbau im kindlichen Stoffwechsel und die Ausscheidung aus dem Körper berücksichtigt werden. Es handelt sich hier um hochkomplexe Vorgänge, die sich während des Wachstums oft sprunghaft verändern. Das macht Berechnungen unsicher und erfordert Studien, um die höchstmögliche Sicherheit der Behandlung zu garantieren.

Was ist anders bei Kindern?

Ein paar wenige Beispiele sollen Ihnen vor Augen führen, wo die Unterschiede liegen. Fangen wir mit der Haut an. Sie ist viel durchlässiger für aufgetragene Arzneimittel als die Haut von Erwachsenen. Je jünger das Kind, desto stärker ist das ausgeprägt, besonders stark bei Kindern, die jünger als zwei Jahre sind. Deshalb lesen Sie häufig, zum Beispiel auf der Verpackung von Sonnenschutzmitteln oder Erkältungssalben: nicht anwenden bei Kindern unter zwei Jahren. Das sollten Sie ernstnehmen. Leider erlebe ich in der Apotheke oft, dass Eltern gerade bei Sonnenschutzmitteln meinen, die Sonne wäre doch so schädlich, da wäre es bestimmt besser, ein „starkes" Sonnenschutzmittel zu nehmen. Tun Sie es nicht, nehmen Sie für die ganz Kleinen eines für Babys und vermeiden Sie die pralle Sonne. Es geht!

Beispiel Magen: Neugeborene und Säuglinge bilden nicht so viel Magensäure wie ältere Kinder und Erwachsene. Das kann sich auf die Aufnahme von geschluckten Arzneimitteln auswirken. So werden manche Antibiotika im Magen durch Säure zersetzt, aber bei Säuglingen nicht in dem Maß wie bei Erwachsenen, weil sie weniger Magensäure haben. Deshalb brauchen sie von diesen Arzneimitteln geringere Mengen als man errechnet, wenn man nur das Alter oder Gewicht als Bezugspunkt nimmt.

Beispiel Leber: In ihr werden Enzyme, nennen wir sie einmal biologische Wirkstoffe, gebildet, die viele der eingenommenen Arzneistoffe um- und abbauen. Erst Wochen bis mehrere Monate nach der Geburt sind diese Enzyme gebildet. Dabei erfolgt die Bildung nicht gleichmäßig; bei manchen dieser Stoffe geht es ganz schnell, bei anderen dauert es länger. Bei Frühgeborenen ist es anders als bei Neugeborenen, und während der ganzen Kinderzeit ändert sich der Wirkungsgrad dieser Enzyme. Das hat zur Folge, dass die Dosierung mancher Arzneimittel – zum Beispiel gegen Epilepsie – ständig überprüft und angepasst werden muss. Nicht nur, aber auch in dieser Hinsicht ist der Beruf Kinderarzt extrem anspruchsvoll.

Und zum Schluss noch die Niere: Sie scheidet über den Harn unter anderem körperfremde Stoffe aus, zum Beispiel Arzneimittel oder Reste von Arzneimitteln. Ein Mensch kommt aber nicht mit der leistungsfähigen Niere eines Erwachsenen zur Welt. Sie braucht nach der Geburt ein gutes

Jahr, um sich voll zu entwickeln. Das muss bei der Dosierung von Arzneistoffen berücksichtigt werden. Solange keine Studien vorliegen, muss man sich auf Beobachtungen stützen, die an einzelnen kranken Kindern gemacht wurden, welche bestimmte Arzneimittel bekommen haben.

Hier wird an Verbesserungen gearbeitet. Seit 2007 sind Pharmaunternehmen in der EU verpflichtet, die Wirkungen und Nebenwirkungen von bestimmten neuen Arzneimitteln auch bei Kindern zu untersuchen. Im Gegenzug erhalten sie eine Verlängerung des Patentschutzes für das neue Arzneimittel. Es ist damit zu rechnen, dass wir auf diese Weise viele Erkenntnisse gewinnen, die die Arzneimitteltherapie von Kindern verbessern.

Auch wenn mehr Studien gemacht werden, wird das nicht unmittelbar dazu führen, dass für Kinder aller Altersstufen mehr Arzneimittel auf den Markt kommen. Es gibt für manche Kinderkrankheiten so wenige Patienten, dass die jeweils erforderlichen Portionen für jedes dieser Kinder individuell in der Apotheke hergestellt und ständig angepasst werden müssen. Konkret heißt das, dass wir zum Beispiel Tabletten in der Apotheke teilen oder zu Pulver mahlen und die vom Arzt bestimmte Dosis in Kapseln füllen. Zuhause öffnet die Mutter dann eine Kapsel und verabreicht dem Kind den Inhalt in Flüssigkeit gelöst oder in Brei oder Marmelade. Das hängt vom Wirkstoff ab, er darf mit dem Lebensmittel keine chemische Reaktion eingehen. Mit Zäpfchen kann man ähnlich verfahren. Sie können vorsichtig geschmolzen und in wesentlich kleinere Formen ausgegossen werden. Auch dabei ist vorher zu klären, ob der Wirkstoff sich unter dieser Behandlung nicht verändert.

Schon heute ist dies eine der verantwortungsvollsten Aufgaben für die Apotheken. Die in zukünftigen Studien gewonnenen Daten wären allerdings eine große Hilfe für Kinderärzte, für jedes Alter und jede Situation die richtige Dosis zu bestimmen.

Was bedeutet das alles für die Eltern? Ganz wichtig ist, einem Kind niemals Arzneimittel zu geben, die nicht für dieses Kind und die aktuelle Krankheit bestimmt sind. Und wenn Arzneimittel gegeben werden, ist die Gebrauchsanweisung genau zu befolgen. Hat Ihr Kind vom Arzt ein Medikament verordnet bekommen, geben Sie ihm kein zweites dazu, ohne mit dem Arzt gesprochen zu haben. Das gilt auch für Vitaminpräparate und Stärkungsmittel, die als harmlos angesehen werden.

Schlecht schmeckende Tropfen oder Säfte mit Milch, Fruchtsäften oder warmen Getränken zu mischen ist niemals eine gute Idee – viele Arzneistoffe verlieren dabei einen Teil ihrer Wirkung. Auch das Auflösen von Tabletten für Säuglinge im Milchfläschchen hat Tücken. Der Wirkstoff verträgt sich mit Milch nicht immer gut, manche Wirkstoffe haften an der Glaswand des Fläschchens und kommen nur zu einem kleinen Teil im Mund an. Und man kann nie sicher sein, dass das Kind die Flasche auch austrinkt. In allen diesen Fällen nimmt das Kind nicht die Dosis auf, die zu seiner Heilung erforderlich gewesen wäre. Das sind nur wenige Beispiele dafür, was alles falsch gemacht werden kann.

Wenn Sie unsicher sind, wie ein Arzneimittel anzuwenden ist, fragen Sie entweder gleich in der Arztpraxis oder spätestens in der Apotheke. Sie kennen Ihr Kind am besten. Sobald Sie feststellen, dass es ihm nach der Arzneimitteleinnahme schlechter geht, warten Sie nicht, sondern wenden Sie sich frühzeitig an den Arzt. Das gilt auch für den Fall, dass Sie mit der Anwendung etwas falsch gemacht, zum Beispiel eine doppelte Portion verabreicht haben. Es steckt viel Arbeit in der Entwicklung und Herstellung eines sicheren Arzneimittels, und es geht um die Gesundheit Ihres Kindes. Da wäre es doch schade, wenn der erwünschte Effekt wegen eines Anwendungsfehlers nicht eintreten würde.

Arzneimittel für zwei

Besonderheiten in der Schwangerschaft

Für jeden Apotheker ist es eine große Herausforderung, ein Arzneimittel für eine schwangere Frau auszusuchen, mit dem sie ihre Beschwerden lindern kann. Das Arzneimittel soll helfen, darf aber weder der Mutter noch dem Kind schaden. Es ist nicht so, dass es solche Arzneimittel nicht gäbe. Allerdings gibt es sehr wenige Arzneimittel, in deren Beipackzettel steht, dass sie auch von Schwangeren genommen werden dürfen. Entweder wird von der Einnahme in der Schwangerschaft abgeraten oder Sie finden den bekannten Satz: Fragen Sie Ihren Arzt oder Apotheker.

Wir werden oft gefragt: „Wieso gibt es denn nicht Extra-Arzneimittel für Schwangere, das würde doch vieles einfacher machen?"

Ja das würde es. Allerdings müsste man diese Arzneimittel an vielen Menschen – und nicht nur im Tierversuch – testen. Nur so erhält man sichere Aussagen über Wirkungen und Nebenwirkungen. Es ist leicht einzusehen, dass das bei Schwangeren nicht geht, die Gefahr eines lebenslangen Schadens für das Kind ist viel zu groß. Man kann nur im Nachhinein erforschen, ob eine Anomalie, eine Fehlbildung, eine Behinderung, eine körperliche, geistige oder psychische Auffälligkeit, die ein Säugling oder Kleinkind aufweist, auf Arzneimitteleinnahme in der Schwangerschaft zurückzuführen ist.

Das ist eine schwierige Aufgabe. In vielen Fällen werden sich die Mütter gar nicht daran erinnern können, wann sie während der Schwangerschaft welches Medikament in welcher Menge eingenommen haben. Wenn allerdings eine Schwangerschaft gerade festgestellt worden ist, fällt vielen Frauen ein, dass sie in den letzten Tagen ein Arzneimittel eingenommen haben. Da wussten sie noch nichts von der Schwangerschaft. Und jetzt machen sie sich Sorgen.

Das ist verständlich. Seit dem Contergan-Skandal 1961/62 sind Frauen sehr zurückhaltend mit der Einnahme von Medikamenten während der Schwangerschaft. Damals wurde das recht neue Arzneimittel Contergan von vielen Schwangeren als Beruhigungs- und Schlafmittel eingenommen. Es stellte sich jedoch schnell heraus, dass es schwere Fehlbildung bis zum Fehlen von Armen und Beinen verursachte. Nach Angaben des Bundesverbands Contergan-Geschädigter e. V. wurden in Deutschland etwa 5000 Kinder mit solchen Behinderungen geboren. Davon sind 40 Prozent nach der Geburt oder im Säuglingsalter gestorben. 2016 lebten in Deutschland noch etwa 2400 Contergan-Geschädigte. Der Schock darüber saß und sitzt im Bewusstsein der Gesellschaft noch tief. So etwas darf sich auf keinen Fall wiederholen.

Also nie mehr während einer Schwangerschaft Arzneimittel einnehmen?

Selbst wenn alle Frauen dazu wild entschlossen wären, es wäre gar nicht durchzuhalten. Viele Frauen, die Kinder bekommen möchten, sind auf eine dauerhafte Medikamentenanwendung angewiesen. Nehmen wir zum Beispiel Frauen mit Diabetes, Asthma, Schilddrüsenerkrankungen, Epilepsie, hohem Blutdruck oder Herzerkrankungen, Rheuma und psychischen Störungen. Sie alle müssen regelmäßig Arzneimittel einnehmen, um ein weitgehend beschwerdefreies Leben führen zu können. Sie brauchen deswegen während der Schwangerschaft eine besonders intensive medizinische Betreuung. Teilweise werden sie ihre gewohnten Medikamente durch andere ersetzen müssen, die eine höhere Sicherheit für das Kind bieten. Manchmal muss auch nur die Dosis variiert werden. In der Regel enden solche Schwangerschaften mit der Geburt eines gesunden Kindes.

Auf der anderen Seite haben wir die akuten Erkrankungen bei Schwangeren. Es wäre ja auch höchst verwunderlich, wenn eine Frau in den neun Monaten der Schwangerschaft nicht ein einziges Mal krank würde. „Zähne zusammenbeißen und ja nichts einnehmen" ist nicht immer der beste Rat, und es ist auch nicht immer machbar.

Bleiben wir bei den Zähnen: Wenn jemand während der Schwangerschaft starke Zahnschmerzen oder gar einen vereiterten Zahn bekommt, wird das Problem nicht ohne Arzneimittel zu lösen sein. Hier kommen Schmerzmittel und ein Antibiotikum zum Einsatz. Das geht, man darf nur nicht jedes Schmerzmittel nehmen und nicht jedes Antibiotikum. Aber der Zahnarzt verfügt über verlässliche Informationen, welche Medikamente verwendet werden dürfen.

Auch andere, plötzlich auftretende Erkrankungen sind während der Schwangerschaft gut zu behandeln. Eine Grippe mit hohem Fieber ist keine Bagatelle und andauerndes hohes Fieber schadet dem Ungeborenen mehr als ein Arzneimittel, das als sicher gilt. Auch gegen Erkältungen mit heftigem Husten, Halsschmerzen und Schnupfen gibt es Mittel, die während der Schwangerschaft kein Risiko darstellen. Infektionskrankheiten und Unfälle müssen behandelt werden und Operationen sind manchmal dringend notwendig. Dabei werden immer kurzzeitig Arzneimittel eingenommen und sie schaden nicht. Voraussetzung dafür ist, dass derjenige, der die Arzneimittel auswählt, über zuverlässige Informationen verfügt.

Wenn man unsere Arzneimittel insgesamt betrachtet, könnte man sie in drei Gruppen einteilen. Von einem Teil wissen wir, dass er mit großer Sicherheit das Kind schädigt. Der scheidet von vornherein für die Behandlung während einer Schwangerschaft aus. Von einem anderen Teil wissen wir, dass er mit ziemlicher Sicherheit nicht schadet. Das sind im Wesentlichen häufig gebrauchte Arzneimittel, die es schon lange gibt, ohne dass sie negativ aufgefallen wären. Und bei den restlichen Arzneimitteln bewegen wir uns in einer Grauzone. Hier wird der Arzt eine sorgfältige Nutzen-Risiko-Analyse vornehmen und mit der Schwangeren zusammen eine Entscheidung treffen.

Eine sehr gute Informationsquelle, nicht nur für Fachkreise, sondern auch für werdende Eltern, ist Embryotox (https://www.embryotox.de). Das ist ein eigenständiger Arbeitsbereich des Instituts für Klinische Pharmakologie und Toxikologie der Charité – Universitätsmedizin Berlin. Embryotox steht sozusagen „mitten im Leben". Es sucht über das Internet den Kontakt zu werdenden Eltern. Sie können sich schnell und problemlos informieren und erhalten unabhängige Informationen zur Verträglichkeit der wichtigsten Arzneimittel und zur Therapie häufiger Erkrankungen in Schwangerschaft und Stillzeit. Es gibt auch eine kostenlose App und einen Kontaktfragebogen für die individuelle Beratung. Telefonische Beratung wird ebenfalls angeboten.

Diese individuelle Beratung ist extrem wichtig. Was nützt es einer Frau, wenn sie nur die Information hat: „Dieses Arzneimittel kann zu einem Organschaden beim ungeborenen Kind führen."? Sie braucht jemanden, der in ihrem Fall das Risiko abschätzen kann. Der also fragt: „Wann haben Sie das Medikament genommen, wie viel davon haben Sie genommen, haben Sie andere Arzneimittel gleichzeitig genommen?" Aber auch: „Trinken Sie Alkohol, rauchen Sie, nehmen Sie Drogen, sind oder waren Sie bestimmten Umweltgiften ausgesetzt?" Um dann das Risiko einschätzen zu können braucht man einen Zugriff auf Datenbanken, nationale und internationale, je größer, desto besser. Embryotox kann das leisten. Das Institut dient nicht allein als Beratungsquelle, sondern ebenso als Datenquelle. Jede Person, die sich beraten lässt, wird gebeten, zwei standardisierte Fragebogen auszufüllen, einen direkt nach dem Telefonat und einen acht Wochen nach der Geburt des Kindes. Damit ist eventuell festzustellen, ob sich Auffälligkeiten nach der Einnahme eines bestimmten Medikaments häufen. In Zusammenarbeit mit anderen Zentren wird die Einnahme von

Arzneimitteln während der Schwangerschaft und Stillzeit dokumentiert und alle gewonnenen Erkenntnisse ausgewertet. Deshalb beruhen die Angaben immer auf aktuellen wissenschaftlichen Daten und stimmen nicht unbedingt mit den Informationen überein, die Sie in den Produktinformationen und auf dem Beipackzettel lesen.

Die Information bei Embryotox kann und soll nicht die Beratung durch Ihren Arzt ersetzen. Daher sollten Laien das immer mit ihrem behandelnden Arzt besprechen. Er ist der Einzige, der alle Befunde kennt und die Situation der Schwangeren aus diesem Blickwinkel beurteilen kann. Damit ist die ärztliche Beratung im Einzelfall durch keine andere Information zu ersetzen. Wenn Sie sich im Internet oder über Bücher informieren, wird das der Arzt nicht als Misstrauen, sondern als Mitarbeit auffassen.

Ein Restrisiko bleibt allerdings und eine hundertprozentige Sicherheit gibt es nicht. Aber die gab es nie. Schließlich bekommen auch nicht alle gesunden Frauen gesunde Kinder, selbst wenn sie in der Schwangerschaft nie ein Arzneimittel eingenommen haben. Manche Risiken treten unabhängig von äußeren Einflüssen auf. Dazu gehören so genannte Basisrisiken wie Herzfehler, Lippen-Kiefer-Gaumenspalten und bestimmte Darmfehlbildungen. Erst wenn man beobachtet, dass es im Zusammenhang mit Medikamenteneinnahme mehr werden, ist das ein Warnsignal.

Informationen über Risiken durch Arzneimitteleinnahme finden sich auch in der *Roten Liste*. Dabei handelt es sich um ein dickes rotes Buch, das allen Ärzten und Apothekern in Deutschland jährlich neu zur Verfügung gestellt wird. Die *Rote Liste* enthält Informationen zu den allermeisten Arzneimitteln und einigen Medizinprodukten auf dem deutschen Markt. Herausgegeben wird sie von einer Service GmbH, hinter der der Bundesverband der Pharmazeutischen Industrie und der Verband forschender Arzneimittelhersteller stehen. Die Arzneimittel sind bezüglich ihres Risikos bei Anwendung in der

Schwangerschaft in 11 Gruppen eingeteilt. Die Gruppe 1 beinhaltet praktisch kein Risiko, die Gruppe 11 ist die mit dem höchsten Risiko. Die *Rote Liste* ist im Internet veröffentlicht, so dass Laien ebenfalls hineinschauen können: https://online.rote-liste.de/texte/arzneimittel_schwanger.pdf.

Über diese beiden Quellen, Embryotox und *Rote Liste*, informieren wir uns auch in der Apotheke, wenn Schwangere mit einem Medikamentenwunsch zu uns kommen. Natürlich können wir keine Risikoabschätzung im Einzelfall vornehmen, wir können aber sagen, dass ein bestimmtes Arzneimittel in diesem Stadium der Schwangerschaft ungefährlich ist, wenn es gelegentlich eingenommen wird.

In dem Moment, in dem wir das Arzneimittel verkauft haben, übernimmt allerdings die Schwangere die Verantwortung für den sorgfältigen Umgang damit. Das heißt, dass sie sich an die Einnahmeanweisung halten sollte, und das ist nicht immer der Fall.

Was jetzt folgt, sind ganz persönliche Beobachtungen aus einem langen Apothekerleben. Das geht in keine offizielle Statistik ein. Ich denke aber, dass es in anderen Apotheken ähnlich ist. Die meisten Schwangeren werden eher zu wenig als zu viel Arzneimittel einnehmen. Aber es gibt Ausnahmen, das beobachten wir immer wieder. Schmerzmittel, Schlaftabletten und Nasensprays gegen Schnupfen stehen dabei ganz oben.

Wenn diese Mittel verlangt werden, ergeben sich immer wieder schwierige Beratungsgespräche. Falls eine schwangere Frau Schnupfen hat, ist die gelegentliche Verwendung eines gut untersuchten abschwellenden Nasensprays erlaubt. Die Betonung liegt auf „gelegentlich“. Doch oft wird das nicht so verstanden. Manche Frauen denken einfach, dass sie es unbesorgt während der gesamten Schwangerschaft nehmen können, auch in größeren Mengen. Das merkt man schon im Lauf der Unterhaltung. Aber was soll ich machen außer warnen? Ich kann natürlich sagen: „Ich verkaufe Ihnen das jetzt nicht.“ Doch wenn die Frau wild entschlossen ist, das Mittel anzuwenden, wird sie es sich von einer Freundin holen lassen, die auf die Frage nach einer Schwangerschaft selbstverständlich „nein“ sagt.

Das gilt auch für die oben erwähnten Schmerz- und Schlafmittel oder andere Medikamente. Es gibt immer Arzneimittel, die in einem bestimmten Stadium der Schwangerschaft eingenommen werden dürfen, in einem anderen Stadium aber auf keinen Fall. Das sagen wir den Frauen auch. Und trotzdem überlege ich mir manchmal: Hat sie mich verstanden? Wird sie sich an die Empfehlungen halten? Was wird sie tun, wenn die Schmerzen immer wieder kommen oder die quälende Schlaflosigkeit?

Ich kann und werde ihr natürlich den Rat geben, ihren Arzt zu fragen, weil der am besten beurteilen kann, was in ihrem Stadium der Schwangerschaft zu vertreten ist. Darauf gibt es zwei Antworten, die ich zwar nicht sehr oft, aber immer wieder höre. Die eine: „Das dauert mir zu lange, bis ich einen Termin kriege.“ Die andere: „Wenn ich zum Arzt gehen wollte, wäre ich nicht in die Apotheke gekommen.“

Wie gesagt, solche Gespräche sind nicht die Regel, aber sie kommen vor – und sie können mir den ganzen Tag verderben. Doch es kann noch schlimmer kommen: Manchmal machen wir die Erfahrung, dass Schwangere bei uns ein Schmerzmittel kaufen, aber vom Arzt schon eines verschrieben bekommen haben. Manche merken gar nicht, dass sie eine Doppeltherapie betreiben, andere meinen: „Das eine nehme ich immer, das andere nur, wenn es ganz schlimm ist.“ Das alles gilt auch für andere Arzneimittel – und nicht nur für Schwangere. Dies zeigt, dass trotz aller Informationsmöglichkeiten, die wir heute haben, das persönliche Gespräch durch nichts zu ersetzen ist und dass Apothekerarbeit sich nicht in Logistik und Schubladenziehen erschöpft.

Es zeigt aber noch etwas: dass unsere Arzneimittel, wenn sie sorgfältig ausgesucht und ebenso sorgfältig angewendet werden, auch in der Schwangerschaft sicher sind. Sicher gibt es Einzelfälle, in denen eine Schädigung eines Kindes eingetreten ist, aber im großen Ganzen haben wir seit der Contergan-Katastrophe viel gelernt, und es hat sich gelohnt.

Beim Betrachten der Statistiken wird man feststellen, dass ungeborene Kinder viel häufiger durch Alkoholtrinken während der Schwangerschaft Schaden nehmen als durch Arzneimitteleinnahme. Alkohol ist ein Nervengift, und dass ein Nervensystem, das sich gerade bildet, dafür besonders anfällig ist, liegt auf der Hand. Alkohol gelangt über die Nabelschnur direkt in den Blutkreislauf des Ungeborenen, wirkt dort aber länger als in der Mutter, weil der Embryo ihn nur sehr langsam abbauen kann. Allein das zu wissen müsste doch eigentlich reichen, um während der Schwangerschaft alkoholabstinent zu sein. Eine Schwellendosis, also eine Menge, die erst überschritten werden muss, bevor Schäden entstehen, ist nicht bekannt. Die einzige vernünftige Empfehlung, die man daraus ableiten kann: während der gesamten Schwangerschaft keinen Alkohol zu trinken.

Focus online Gesundheit meldete im Januar 2017, dass das Centre of Addiction und Medical Health in Toronto 400 Studien ausgewertet hat, die den Alkoholkonsum von Schwangeren erfasst haben. Daraus ergibt sich, dass weltweit 15 von 10000 Menschen an den Folgen des Alkoholkonsums ihrer Mütter während der Schwangerschaft leiden. In Deutschland sind es 38 von 10000. Damit liegen wir knapp über dem europäischen Durchschnitt von 37 von 10000. Das ist nicht nur auf Unwissenheit zurückzuführen, sondern auch auf ein Suchtverhalten, das die Frauen in der Schwangerschaft nicht ablegen können. Entsprechendes gilt bei Arzneimittelsucht. Um das abzustellen, brauchen wir allerdings mehr als Information, nämlich Motivation. Aber was könnte eine Frau mehr motivieren als die Aussicht auf ein gesundes Kind? Ich weiß es nicht.

Arzneimittel im Alter

Der Körper verändert sich im Lauf des Lebens

Nicht nur bei Kindern gibt es Besonderheiten bei der Behandlung mit Arzneimitteln. Bei alten Menschen sind fast noch mehr Umstände zu berücksichtigen. Im Lauf des Alterns ergeben sich viele Veränderungen, die für die Wirkung von Arzneimitteln sehr bedeutsam sind. Das Problem ist, dass man diese Veränderungen zwar statistisch erfassen kann, aber trotzdem jeden Patienten individuell betrachten muss.

Auch wenn man weiß, dass bei vielen alten Menschen manche Stoffwechselfunktionen nachlassen und sie deshalb von bestimmten Arzneimitteln weniger brauchen, muss ermittelt werden, ob und in welchem Ausmaß das auf den Einzelnen zutrifft. Für die Praxis heißt das, dass manche alte Menschen bei Arzneimitteln dieselbe Dosis brauchen wie junge Erwachsene, weil ihr Stoffwechsel noch genauso funktioniert. Andererseits muss man bei vielen Patienten die Dosis ändern, weil gewisse altersbedingte Stoffwechselveränderungen schon stattgefunden haben. Und selbst wenn das zu einem bestimmten Zeitpunkt festgestellt worden ist, wird es nicht so bleiben, denn der Alterungsprozess schreitet weiter fort.

Dabei war bis jetzt nur von einem einzigen Arzneimittel die Rede. Die meisten sehr alten Leute nehmen aber mehrere Arzneimittel ein, weil mit zunehmendem Alter immer mehr Beschwerden zusammenkommen. Dann sind bei der Therapie nicht nur Stoffwechselveränderungen zu berücksichtigen, sondern auch Komplikationen, die sich aus dem Zusammenwirkung verschiedener Arzneistoffe ergeben können.

Und das ist noch längst nicht alles. Manche alte Menschen, besonders Frauen, sind sehr dünn und haben nur das Gewicht eines elfjährigen Kindes. Daher brauchen sie von manchen Arzneimitteln, aber keineswegs von allen, eine geringere Dosis als auf dem Beipackzettel angegeben ist. Das kann man aber nicht linear umrechnen. Man kann nicht sagen, wenn jemand nur 80 Prozent seines ursprünglichen Gewichts hat, braucht er 20 Prozent weniger von allen Arzneimitteln. Und als ob das nicht schon kompliziert genug wäre, gibt es Arzneistoffe, auf die alte Menschen eventuell besonders heftig reagieren, die also mit Vorsicht anzuwenden sind. Außerdem treten häufiger paradoxe Reaktionen auf als bei Jüngeren. Paradox heißt, dass sich die Wirkung ins Gegenteil verkehrt. Die Patienten werden von einem Schlaf- oder Beruhigungsmittel auffallend unruhig und schlafen umgekehrt nach einer Tasse Kaffee zuverlässig ein.

Das sind große Herausforderungen an alle Berufsgruppen, die mit der Heilbehandlung alter Menschen zu tun haben. Speziell im Arzneimittelbereich fehlen Studien an alten Menschen. Deshalb ist es wichtig, alte Patienten besonders sorgfältig zu beobachten und immer wieder zu überlegen, ob nicht einige der auftretenden Beschwerden auf die Einnahme eines oder mehrerer Medikamente zurückzuführen sind.

In vielen Ländern gibt es mittlerweile Listen, die auf die besonderen Gefahren bei der Einnahme bestimmter Arzneimittel hinweisen. Die bekannteste Liste in Deutschland ist die Priscus-Liste, die 83 Wirkstoffe umfasst und im Internet für jeden einsehbar ist. Das heißt aber nicht, dass jeder alte Mensch, der mehrere Arzneimittel bekommt, sich die Liste ansehen und dann willkürlich bestimmte Arzneimittel einfach weglassen soll. Wenn sie meinen, dass an Ihrer Arzneimitteltherapie etwas geändert werden sollte, müssen Sie darüber mit dem Arzt sprechen. Schließlich hat er die Mittel ja nicht grundlos verordnet. Medikamente, die für alte Menschen besonders problematisch sind, lassen sich auch nicht einfach durch ungefährliche

Mittel ersetzen. Wenn ein Arzneimittel durch ein anderes ersetzt wird, tauscht man unter Umständen nur ein Problem gegen ein anderes ein.

Aber jetzt nehmen wir einmal an, wir hätten einen alten Menschen, der mehrere Arzneimittel anwenden muss, die hinsichtlich der Verträglichkeit eigentlich keine Probleme machen. Dann ist nicht ausgeschlossen, dass Probleme durch den Faktor Mensch entstehen. Ein großer Teil der alten Menschen sieht nicht mehr so gut. Da kann zum Beispiel das Abzählen von Tropfen problematisch werden. Oder jemand hat keine Kraft oder kein Gefühl in den Fingern oder zittert. Dann fällt vieles schwer, wie das Öffnen von Packungen, kindersicheren Verschlüssen, das Teilen von Tabletten oder das Aufkleben von Pflastern. Vergesslichkeit kann dazu führen, dass Medikamente nicht pünktlich oder doppelt oder gar nicht eingenommen werden oder dass die Patienten gar nicht mehr wissen, wo sie die Packung hingestellt haben. Und wenn Menschen viele Medikamente zu verschiedenen Zeiten einnehmen müssen, kommt oft ein Überdruss auf, so dass sie mit voller Absicht die eine oder andere Portion weglassen.

Noch etwas muss bedacht werden. Wir unterstellen alten Menschen leicht, dass Gesundheit den höchsten Stellenwert für sie hat. In manchen Fällen ist das aber gar nicht so. Das erfahren wir in der Apotheke in vielen Gesprächen. Oft sagen sie, dass sie nur keine Schmerzen mehr haben wollen und darüber hinaus jede irgendwie belastende Therapie ablehnen. Oder sie nehmen ihre Entwässerungsmittel nicht, die den Blutdruck senken und das Herz entlasten sollen, weil sie gern mit Freunden spazieren gehen. Sie können nicht sicher sein, dass sie unterwegs genügend Toiletten finden, und mit den Bekannten darüber reden wollen sie nicht. Oft nehmen sie ihre Medikamente auch nicht, weil die Packung auf einmal anders aussieht und sie glauben, etwas Falsches bekommen zu haben. Wenn gute Bekannte berichten, dass ihnen von einem Medikament immer ganz schwindlig würde, ist das für manche Leute ein

Grund, ein neu verschriebenes Arzneimittel erst gar nicht einzunehmen. Das sind nur wenige Beispiele, aber sie zeigen schon, dass ein Teil der alten Menschen sich lieber wohlfühlen will als „gesund" zu werden.

Ob sie mit ihrem Arzt darüber sprechen, weiß ich nicht. In der Apotheke ist meist ein bisschen mehr Zeit, man kennt sich schon lange und vertraut sich, das lädt zum Reden ein. Für uns ist das manchmal schwierig, denn wir können fast nichts tun als sie an den Arzt verweisen, der die Therapie zu verantworten hat. Allerdings hilft es auch manchmal, ihnen genau zu erklären, warum sie ein bestimmtes Mittel unbedingt pünktlich einnehmen müssen. Das wussten sie vielleicht nicht oder hatten es vergessen. Manchmal ist es auch möglich, ein Arzneimittel abends statt morgens einzunehmen oder umgekehrt, damit es besser in ihren Tagesablauf passt, oder statt dreimal täglich die Einnahme auf zweimal täglich umzustellen. Das kann schon viel helfen. All das funktioniert aber nur, wenn die alten Patienten noch mitmachen wollen und können.

Die Leistungen einzelner Organe wie Niere, Leber, Herz und Muskulatur nehmen im Alter ab. Das wird bei der Arzneimittelgabe an alte Menschen berücksichtigt. Was den meisten Menschen viel mehr Angst macht, ist die vermutete oder tatsächliche Abnahme der Hirnleistung, die sich im schlimmsten Fall als Demenz darstellt. Dabei ist hohes Alter der häufigste, aber nicht der einzige Grund für die Entstehung dieser Krankheit. Sie kann genetisch bedingt sein, wir kennen aber zusätzliche Risikofaktoren wie Bluthochdruck, Rauchen, Gefäßveränderungen, starkes Übergewicht, Altersdiabetes, Depression, Schädel-Hirn-Verletzungen und übermäßigen Stress. Sie alle stehen im Verdacht, die Entwicklung einer Demenz zu begünstigen. Ein weiteres sehr großes Risiko ist kognitive Inaktivität. Das bedeutet, sich nicht mehr um Wahrnehmen auf intellektueller Grundlage und um die Verarbeitung von Wissen zu bemühen. Es bedeutet, Fähigkeiten wie Merken, Denken, Erinnern und den Gebrauch von Sprache nicht mehr einzusetzen, um neue Gedächtnisinhalte entstehen zu lassen. Letztlich bestätigt sich das alte Sprichwort „Wer rastet, der rostet."

Aber selbst die Ausschaltung äußerer Risikofaktoren bedeutet nicht, dass jeder alte Mensch dem Schicksal Demenz entrinnen kann. Trotzdem sollte jeder Mensch das ihm Mögliche dazu tun, die Risikofaktoren auszuschalten. Es ist nicht damit getan, ein Arzneimittel einzunehmen, das als vorbeugendes Mittel gegen Demenz beworben wird. Es ist auch keine wirksame Maßnahme, einmal pro Woche ein Kreuzworträtsel zu lösen, am besten aus der Apothekerzeitung, dabei aber zu rauchen und sein Blutdruckmittel zu vergessen. Eine Demenz tritt ja nicht plötzlich auf. Sie steht am Ende eines längeren Prozesses von Hirnleistungsstörungen, so genannten neurokognitiven Störungen. Deshalb ist es wichtig, beim ersten Verdacht, den man selbst hat oder den Angehörige haben, fachliche Hilfe in Anspruch zu nehmen.

Gebraucht wir vor allem eine exakte Diagnose, um welche Form und welches Stadium einer Störung es sich handelt. Dazu braucht es den Hausarzt, den Facharzt und wenn möglich eine Gedächtnisambulanz oder ein Memory-Centrum, von denen es aber noch nicht viele gibt. Sobald man die Diagnose hat, gibt es verschiedene Ansatzpunkte für eine Behandlung, und die gehört in die Hand eines Spezialisten.

Das Medikament, das eine Demenz heilt oder wenigstens zum Stillstand bringt, gibt es noch nicht. Es wird aber mit Hochdruck daran gearbeitet und immer mehr neue Wirkstoffe werden erprobt. Doch selbst wenn ein erfolgversprechender dabei ist, wird es Jahre dauern, bis daraus ein Arzneimittel entwickelt ist. Die Verschlechterung um ein paar Monate zu verzögern ist allerdings schon jetzt in vielen Fällen möglich.

Alles in allem kann die Arzneitherapie bei alten Menschen oft deutlich verbessert werden, wenn sie regelmäßig überprüft und korrigiert wird.

Von der Gewöhnung zur Abhängigkeit

Die Gefahr besteht durchaus

Stellen Sie sich vor, dass jemand ein Arzneimittel gegen akute Beschwerden kauft, und die Beschwerden verschwinden nach kurzer Zeit. Dann kann er die Behandlung beenden, denn das Ziel ist erreicht. Allerdings geschieht es nicht selten, dass er die Behandlung über einen längeren Zeitraum fortsetzt, weil sich offensichtlich durch die Einnahme des Medikaments ein angenehmer Zustand einstellt. Man kann es auch umgekehrt sehen: Wenn das Arzneimittel abgesetzt wird, fühlen sich die Betroffenen nicht mehr wohl, also wenden sie es wieder an. Das ist ähnlich wie bei Zigaretten oder Alkohol. Man weiß, dass es besser wäre, damit aufzuhören, findet aber nicht die Kraft dazu.

Es gibt bestimmte Gruppen von Medikamenten, die leicht einen Zustand der Gewöhnung oder der körperlichen oder psychischen Abhängigkeit erzeugen. Dazu gehören sowohl Schlaf- und Beruhigungsmittel als auch anregende, wachmachende, appetithemmende und aufputschende Arzneimittel. Nicht zu vergessen Schnupfensprays und Schmerzmittel. Immer dann, wenn die erwünschte Wirkung schnell eintritt, die schädigende Wirkung aber erst viel später, schlagen die Patienten gern alle Warnhinweise in den Wind.

Aber woher bekommen sie überhaupt Warnhinweise? Zunächst aus dem Beipackzettel, der allerdings längst nicht von jedem gelesen wird. Dann stehen auf dem Beipackzettel oder in der Werbung so schöne Sätze wie „nur zur kurzzeitigen Anwendung bestimmt“, „zur kurzzeitigen Behandlung von Schlafstörungen, die keine andere Ursache haben“, und das ganze endet dann mit dem bekannten Satz: Zu Risiken und Nebenwirkungen fragen Sie Ihren Arzt oder Apotheker.

Damit haben wir Apotheker dann den schwarzen Peter. Wenn der Kunde fragt, werden wir ihm selbstverständlich die verlangten Auskünfte geben. Aber meistens fragt er gar nicht. Andererseits sollen wir beim Verkauf kritischer Arzneimittel auf die Gefahren hinweisen, die mit der Anwendung verbunden sein können. Allerdings wollen längst nicht alle Menschen, die eben mal schnell in eine Apotheke gehen, um ihr Kopfschmerzmittel zu holen, in ein längeres Beratungsgespräch verwickelt werden. Und dazu gezwungen werden können sie nicht als mündiger Verbraucher.

Wenn offensichtlich ist, dass sich ein Anwender mit dem verlangten Arzneimittel schadet, und er nicht beraten werden will, sollten wir es ihm nicht verkaufen. Er hat die Beratung abgelehnt, wir den Verkauf, Punkt! Das geschieht auch gelegentlich. Aber damit ist dem Menschen nicht geholfen, er holt es sich einfach woanders.

Nun gibt es keinen Grund, jedem Menschen, der ein Schlafmittel oder ein Schnupfenspray kaufen will, zu unterstellen, dass er sich mit der Anwendung schadet oder arzneimittelabhängig ist. Es gibt aber gute Gründe, Arzneimittel nur in Apotheken durch Fachpersonal verkaufen zu lassen.

Die Liste der Medikamente, die Gewöhnung, Abhängigkeit und Sucht erzeugen können, ist lang. Es sind oft Arzneimittel mit starker und zuverlässiger Wirkung gegen stärkste Schmerzen. Wir können nicht auf sie verzichten, weil wir keine anderen haben. Etwas fachlicher ausgedrückt: Der Nutzen dieser Arzneimittel ist groß, das Risiko der Abhängigkeit aber auch. Solche Arzneimittel sind grundsätzlich rezeptpflichtig. Das heißt, ein Patient kann sie nicht einfach kaufen, sie müssen vom Arzt verschrieben werden, und zwar immer wieder neu. Bei manchen der ganz starken und recht zuverlässig süchtig machenden Mittel sind sogar Höchstmengen vorgegeben, die ein Arzt in einem vorgegebenen Behandlungszeitraum nicht überschreiten darf.

Für die Selbstbehandlung gibt es Arzneimittel, die bei einem kurzfristigen Gebrauch bei sonst gesunden Menschen keinen Schaden verursachen und keine Abhängigkeit erzeugen. Sie sind für Beschwerden wie Schnupfen und gelegentliche Schlafstörungen oder Schmerzen von großem Nutzen. Das Risiko bezüglich der Nebenwirkungen, zu denen auch Gewöhnung und Abhängigkeit gehören, ist eher gering. Deshalb sind sie nicht rezeptpflichtig. Der Patient, der sie gerade braucht, soll nicht auf einen Arzttermin warten müssen, um an sein Medikament zu kommen, sondern es sich kaufen dürfen, wenn er es braucht.

Für die meisten Patienten ist klar, wann sie diese Mittel brauchen. Bei Schmerzen brauchen sie ein Schmerzmittel, bei Schnupfen ein Schnupfenmittel und bei Schlafstörungen ein Schlafmittel. Und wenn sie gleichzeitig Schnupfen, Schlafstörungen und Schmerzen haben, hätten sie gern alle drei.

Jetzt kann es kritisch werden. An mehreren Abenden hintereinander ein Schlafmittel zu nehmen führt ziemlich sicher zu einer eingeschränkten Reaktionsfähigkeit an den folgenden Tagen. Darauf muss der Käufer hingewiesen werden. In solchen Gesprächen treffen wir auf verständige Kunden, die dankbar für den Hinweis sind, aber auch auf Personen, die erkennen lassen, dass das alles nur für andere Menschen gilt, für sie selbst natürlich nicht. Ob sie unseren Rat beherzigen, werden wir in der Regel nicht erfahren.

Das Schnupfenmittel gleichzeitig mit dem Schlafmittel einzunehmen ist auch nicht unbedingt empfehlenswert. Schnupfenmittel zum Einnehmen sind oft richtige „Wachmacher", da ist es kein Wunder, wenn man abends nicht gleich einschläft. Ein Schlafmittel wird dann eventuell nur wirken, wenn man eine größere Menge davon einnimmt. Das wiederum schränkt die Reaktionsfähigkeit am nächsten Tag noch mehr ein. Die wachmachende Wirkung des Schnupfenmittels ist dann nämlich schon lange abgeklungen, die des Schlafmittels allerdings nicht, weil das Schnupfenmittel kurz wirkt, das Schlafmittel aber viel länger.

In beiden Fällen besteht eine gewisse Gefahr der Gewöhnung. Wenn man das wachmachende Schnupfenmittel lange nimmt, fühlt man sich müde, sobald man mit der Einnahme aufhört. Beim Schlafmittel ist es umgekehrt. Nach längerer Einnahme kann man ohne gar nicht mehr einschlafen.

Als Alternative bleibt beim Schnupfen die Anwendung von Nasenspray. Auch hier ist es allerdings wichtig, dass es nur kurzzeitig angewendet wird, weil langfristige Anwendung die Nasenschleimhaut austrocknet und ihre Funktion einschränkt. Man hat dann das Gefühl einer verstopften Nase und verwendet weiter Nasenspray, bis man nicht mehr aufhören kann.

Bei Schmerzmitteln kann eine regelmäßige längerdauernde Anwendung ebenfalls gefährlich werden, besonders wenn die Menge über der empfohlenen Dosis liegt. Es kann ein Entzugskopfschmerz entstehen, wenn man mit der Einnahme aufhört. Weil das die betroffenen Patienten meist nicht wissen, nehmen sie die Mittel weiter ein und machen alles schlimmer.

Schmerzen können auf eine ernsthafte Krankheit hinweisen, und wenn jemand rezeptfreie Schmerzmittel einnimmt, wird diese Erkrankung manchmal verschleiert. Die Mittel stillen den Schmerz sehr gut, so dass der Gang zum Arzt immer wieder hinausgeschoben wird. Dabei könnte bei einer frühzeitigen Diagnose der Grunderkrankung den Patienten oft besser geholfen werden.

Sie werden jetzt sicher fragen: „Was ist denn eigentlich kurzzeitig? Kann man das nicht genauer auf die Packung schreiben? Dann wären alle Probleme gelöst."

Das wäre allerdings wenig Erfolg versprechend. Uneinsichtige Verbraucher würden sich sowieso nichts daraus machen, das sehen wir ja an den Warnhinweisen auf den Zigarettenpackungen. Und ansonsten lautet die Antwort auf die Frage, was unter „kurzzeitig" zu verstehen ist: Kommt darauf an.

Hier ein paar Beispiele, worauf es ankommt: ob Sie jung oder alt sind, ob Sie gleichzeitig wegen anderer Krankheiten andere Arzneimittel einnehmen, ob sie zur Arbeit gehen oder während der Behandlung zuhause bleiben, ob Sie schwanger sind oder stillen, ob Ihre Beschwerden als harmlos einzustufen sind oder nicht doch zeitnah ein Arzt aufgesucht werden sollte. Und genau das sollte durch eine Beratung in der Apotheke geklärt werden, und deshalb gibt es die Apothekenpflicht.

Wie könnte man verhindern, dass jemand von rezeptfreien Arzneimitteln abhängig wird? Eine Möglichkeit wäre das Verbot aller Wirkstoffe, die, wenn auch nur bei einem Teil der Menschen, eine Abhängigkeit erzeugen könnten. Dann würden uns gut verträgliche und gut wirksame Arzneimittel für die Selbstmedikation fehlen. Oder die Mittel würden alle rezeptpflichtig. Aber dann müssten Sie wegen jedes Schnupfens und jeder kurzfristigen Kopfschmerzepisode zum Arzt gehen und ein Rezept holen. Das wäre zeitaufwendig für Sie, teuer für das Gesundheitssystem und belastend für die Ärzte. Es würde auch nicht dazu führen, dass Menschen, die eine Abhängigkeit entwickelt haben, weniger von diesen Mitteln anwenden. Sie würden dann einfach zu mehreren Ärzten gehen. Dafür gibt es genügend Beispiele.

Die Apothekenpflicht ist sozusagen ein Mittelweg. Sie als Patient werden mit einem Produkt, das ein gewisses Risiko beinhaltet, nicht alleingelassen. Derjenige, der Ihnen das Mittel verkauft, soll Sie auf die Risiken hinweisen und Ihre Fragen dazu beantworten. Und nicht nur das: Die Antworten sollten auf Ihre persönliche Situation zugeschnitten sein. Ein guter Apotheker muss nicht nur viel wissen, sondern dieses Wissen auch zum Nutzen seiner Kunden anwenden.

Damit werden wir unvernünftige Menschen nicht von einem riskanten Arzneimittelgebrauch abhalten, aber den „mündigen Verbraucher“ können wir sicherer machen im Umgang mit seinen Arzneimitteln. Nutzen Sie Ihre Chance. Wenn Ihr Apotheker von sich aus nichts sagt, fragen Sie ihn, ganz besonders bei Arzneimitteln, die stark beworben werden. Abends tolle Fernsehwerbung und am nächsten Tag wortloses Verkaufen in der Apotheke, am besten noch als Sonderangebot – das geht gar nicht. Stellen Sie auch hier wieder die Frage: Wem nützt das?

Das Gesundheitssystem

Arzneimittel und kein Plan

Wer behält die Übersicht?

Sie fühlen sich nicht gesund und gehen zum Arzt. Er wird eine Diagnose stellen und eine Therapie empfehlen. In sehr vielen Fällen besteht die Behandlung in der Einnahme eines oder mehrerer Arzneimittel, die Sie dann in der Apotheke holen.

Das sollte dazu führen, dass Sie wieder gesund werden oder dass es Ihnen wenigstens besser geht. In vielen Fällen klappt das auch, besonders dann, wenn Ihre Krankheit mit Schmerzen, Fieber, Husten, Hautausschlag oder ähnlichen Beschwerden verbunden ist, die sich durch Arzneimittel sichtbar und fühlbar verbessern lassen.

Allerdings können selbst in scheinbar einfachen Fällen Komplikationen auftreten. Nicht der einzige, aber ein möglicher Grund dafür ist mangelhafte Kommunikation zwischen den Beteiligten. Haben Arzt oder Apotheker Sie gefragt, ob Sie noch andere Arzneimittel einnehmen, mit denen eventuell Wechselwirkungen auftreten könnten? Haben Sie für jedes Medikament eine Gebrauchsanweisung erhalten? Haben Sie von sich aus gesagt, dass Ihnen von anderen Ärzten Arzneimittel verordnet wurden, die Sie aktuell noch anwenden?

Nehmen wir einmal an, das ist alles nicht passiert. Dann machen Sie sich wahrscheinlich zuhause selbst an die Arbeit, das heißt, Sie lesen die Beipackzettel. Hinterher sind Sie vielleicht schlauer, oft aber nur verwirrt. Also lassen Sie ihren „gesunden Menschenverstand“ walten. Der könnte Ihnen vielleicht sagen: „Viel hilft viel, also lieber etwas mehr, ich fühle mich nämlich sehr krank. Er könnte auch sagen: „Drei Arzneimittel gleichzeitig, da nehme ich lieber nur von jedem die Hälfte, das wird bestimmt auch helfen und ist nicht so schädlich.“

Oder: „Eigentlich geht's mir jetzt schon besser, ich nehme erst mal nichts. Eine Schmerztablette von früher habe ich noch, das sollte vorerst reichen."

Das sind nur drei von Hunderten von Möglichkeiten des falschen Umgangs mit Arzneimitteln. Dabei ist die Verordnung von Medikamenten für eine akute vorübergehende Krankheit noch kein besonders aufregender Fall. Jedenfalls nicht, falls der Patient sonst gesund ist und keine weiteren Arzneimittel anwendet.

Kompliziert wird es, wenn jemand wegen einer chronischen Erkrankung dauerhaft mehrere Arzneimittel einnehmen muss. Sofern sie alle von demselben Arzt verordnet sind, unterstelle ich mal, dass er sich über Wechselwirkungen, Nebenwirkungen und Unverträglichkeiten Gedanken gemacht und eine risikoarme Kombination ausgesucht hat. Allerdings werden sehr viele Patienten von mehreren Ärzten behandelt, und nicht immer weiß jeder über die Therapie des jeweils anderen Bescheid. Dazu kommt noch, dass Patienten viele Beschwerden selbst mit Arzneimitteln behandeln. Das sagen sie ihren Ärzten aber nicht unbedingt. Es gibt dann theoretisch eine Vielzahl möglicher Unverträglichkeiten zum Schaden des Patienten. Zusätzlich können hohe Kosten für die Krankenkassen entstehen.

Könnten wir das besser machen? Wer sind „wir"? Ärzte, Apotheker, Patienten? Es sind alle zusammen! Ein Weg zur Lösung des Problems ist die Zusammenfassung aller Informationen, aber so, dass sie für alle Beteiligten jederzeit verfügbar sind.

Die Speicherung auf der elektronischen Gesundheitskarte wäre optimal. Jeder Arzt hätte sofort den Überblick über die gesamte Medikation und könnte das bei seiner Verschreibung berücksichtigen. In der Apotheke könnte man Ihnen für die Selbstmedikation ein Arzneimittel aussuchen, das sich mit Ihren anderen verträgt. Und kein Patient müsste sich komplizierte Arzneimittelnamen merken, um sie bei Nachfragen nennen zu können. Eine elektronische Gesundheitskarte in dieser Form ist zwar geplant, es gibt sie aber noch nicht.

Manche Ärzte drucken Ihnen eine Einnahmeanweisung auf Papier aus, viele Apotheken schreiben die Anweisung auf die Packungen, die sie Ihnen mitgeben. Das ist besser als nichts. Gut wäre es aber erst, wenn alle Medikamente auf einem einzigen Dokument erfasst wären, also die von den verschiedenen Ärzten verordneten und die von den Patienten ohne Rezept gekauften. Dazu kommen Produkte, von denen Sie gar nicht vermuten, dass sie den Stoffwechsel Ihrer Medikamente stören könnten. Ich meine damit Lebensmittel, angereicherte Lebensmittel oder Nahrungsergänzungsmittel.

Dass Grapefruitsaft die Wirkung von Medikamenten beeinflussen kann, hat sich wohl herumgesprochen. Aber was ist mit schwarzem Tee, der Kalziumtablette für die Knochen, dem Zinkpräparat gegen die Erkältung? Keine Angst, es werden nicht sofort Katastrophen passieren. Aber bei einigen wenigen Arzneimitteln gehört immer wieder einmal alles auf den Prüfstand, um die optimale Wirkung zu erreichen.

Das wäre eine Aufgabe für den Hausarzt. Aber wie soll man sich das vorstellen? Sie kommen mit einer Tasche voller Arzneimittel in die Arztpraxis, leeren Sie auf dem Tisch aus und bitten darum, dass ein Einnahmeschema erstellt wird. Die überflüssigen Medikamente sollen aussortiert werden, genauso wie verschiedene Produkte, die zwar unterschiedliche Namen haben, aber die gleichen Wirkstoffe enthalten. Sie glauben nicht, dass der Hausarzt das macht? Ich auch nicht.

Doch wenn er Ihre Medikation überwachen und koordinieren soll, muss er an entsprechende Informationen kommen. Das ginge natürlich problemlos auf elektronischem Weg, wenn die Computer von Hausärzten, Fachärzten und Apotheken vernetzt wären – sind sie aber nicht. Jeder würde vermerken, welche Arzneimittel der Patient verordnet bekommt oder gekauft hat, und ob es Auffälligkeiten gibt. Diese Meldungen können durchaus von der „Stammapotheke“ eines Patienten an den

Arzt gehen, der die Behandlung überwacht. Die meisten Patienten mit chronischen Erkrankungen sind sehr apothekentreu. Das hat den Vorteil, dass man sie dort kennt und ihre Arzneimittel auf Lager hat.

Oft haben die Patienten eine Kundenkarte der Apotheke. Das bedeutet, dass ihre gesamte Medikation im Apothekencomputer gespeichert ist. Wenn etwas Neues dazukommt, sei es die Verordnung eines anderen Arztes oder der Kauf eines Arzneimittels ohne Rezept, wird ein Programm aktiviert, das auf mögliche Unverträglichkeiten und Doppelverordnungen hinweist. Diese müssen dann im Gespräch geklärt werden.

Wir können in der Apotheke nicht jedes Problem lösen. Dafür gibt es mehrere Gründe: Wir kennen die Diagnose nicht und wissen nichts über eingeschränkte körperliche Funktionen zum Beispiel von Leber und Niere. Das muss man aber wissen, um die Arzneimittelwirkung zu beurteilen. Wir wissen auch nicht, welches Behandlungsziel der Arzt anstrebt. Und wir wissen nicht, ob Ihre Krankheit so schlimm ist, dass der Arzt bereit ist, sogar schwere Nebenwirkungen in Kauf zu nehmen, weil er momentan keine andere Möglichkeit sieht. Das können wir alles nicht beurteilen, aber im Interesse Ihrer Gesundheit können wir darauf hinweisen.

Das wäre dann der pharmazeutische Beitrag zum Erfolg der Arzneimitteltherapie. Und weil wir ziemlich viel über die Wirkungen von Arzneimitteln wissen, können wir oft Lösungsvorschläge machen. Diese Art der Zusammenarbeit Arzt-Apotheker wird von den Patienten sehr geschätzt, von einem Teil der Ärzte und den gesetzlichen Krankenkassen bis jetzt aber abgelehnt mit dem üblichen Totschlagargument: zu teuer.

Sie können auch selbst aktiv werden. Sie können sich heute schon ein Programm auf Ihr Smartphone laden, das Ihnen die Nebenwirkungen Ihrer Medikamente und die Verträglichkeit mit anderen Mitteln auflistet. Oft sind Sie allerdings mit diesen Informationen überfordert. Das trägt dann eher zu Ihrer Verwirrung bei als zum Erfolg der Behandlung. Holen Sie sich also fachlichen Rat, bevor Sie Ihre vom Arzt verschriebenen Arzneimittel weglassen oder eigenmächtig die Dosierung ändern. Fragen Sie Ihren behandelnden Arzt, denn er kennt die Diagnose und das Behandlungsziel.

Ihre Krankenkasse bezahlt ihn auch für den so genannten Medikationsplan. Dieser Plan steht Ihnen seit 2016 in Papierform zu, wenn sie mehr als drei Arzneimittel dauerhaft einnehmen müssen. Gemeint sind Arzneimittel, die systemisch wirken, also ihre Wirkung im gesamten Körper entfalten. Den Plan erstellt der Hausarzt, wenn Sie einen haben, ansonsten der behandelnde Arzt. Er muss dabei die Arzneimittel berücksichtigen, die er verordnet hat und die, von denen er weiß, dass Sie sie einnehmen. Es liegt also in Ihrem Interesse, den Arzt möglichst umfassend zu informieren und aktuelle Änderungen zu melden. Das ist Ihr Beitrag zum Erfolg der Behandlung.

Arzneimittel als Ware

Am besten im Sonderangebot?

Sind Arzneimittel eine Ware wie jede andere, also wie Kleidung, Lebensmittel, Möbel oder andere Dinge, die man zum Leben braucht? Oder gibt es da Unterschiede? Und wie sehe ich das als Apotheker, verkaufe ich Chemikalien, vielleicht auch so etwas wie Lebensmittel, nur wirksamer, oder verkaufe ich Gesundheit?

„So kann man die Frage doch nicht stellen!", werden Sie vielleicht sagen. Aber sie wird gestellt, seit Hunderten von Jahren. Und sie kann bis heute nur mit einem „sowohl als auch" oder „mal mehr, mal weniger" beantwortet werden. Ist der Apotheker Händler oder übt er einen Heilberuf aus? Die Antwort, Sie ahnen es: sowohl als auch. Damit müssen wir als Apotheker leben, Sie als Patient oder Kunde aber ebenso.

Was heißt das konkret? Wenn das Arzneimittel eine Ware ist wie jede andere, kann es auch so vermarktet werden. Für den Absatz gilt: je mehr, desto besser. Entsprechende Propaganda sorgt für genügend Aufmerksamkeit und weckt den Bedarf. Und dann greifen noch die üblichen Mechanismen des Marketings: im Dutzend billiger, Preisnachlässe für verfallene Ware, Ratenzahlung bei sehr teuren Produkten, ein Bonus, wenn man seine Daten preisgibt, Saisonausverkauf, Preisabschlag bei beschädigter Ware und Sonderangebote unter dem Motto „Alles muss raus."

Sie finden das gruselig? Ich auch. Aber es könnte noch schlimmer kommen. Grippeimpfung 20 Euro, bei Grippewelle 100 Euro! Das wäre doch mal eine „Win-win-Situation". Die Apotheken würden ordentlich verdienen und die Menschen, die die 100 Euro bezahlen können, hätten einen wirksamen

Grippeschutz. Die anderen? Na ja, das Leben ist hart, die müssen sich dran gewöhnen.

Vor solchen Praktiken muss der Verbraucher geschützt werden? Ganz richtig, und deshalb ist der Verkauf von Arzneimitteln seit Jahrhunderten reglementiert. Eine wichtige Regel: Feste Preise in allen Apotheken sorgen dafür, dass Notlagen der Patienten nicht ausgenutzt werden können. Diese müssen nicht nach dem günstigsten Angebot suchen und damit wertvolle Zeit bis zur Behandlung verstreichen lassen. Und die Apotheken dürfen nicht spontan die Preise erhöhen, wenn eine Notlage ersichtlich ist. Die erwähnte Grippewelle ist nur eines von vielen denkbaren Beispielen.

„Aber gegen billiger ist doch nichts einzuwenden", werden viele von Ihnen jetzt sagen, „das ist doch das Beste, was passieren kann!" Glauben Sie mir: Das ist es nicht immer.

Billig geht manchmal zu Lasten der Qualität. Eine Preissenkung ist bei Arzneimitteln, die legal im Handel sind, aber kaum möglich. Sie unterliegen strengen Qualitätskontrollen und die Hersteller werden behördlich überwacht. Apotheken kaufen beim deutschen Hersteller oder beim Großhandel. Dabei ist der Hersteller frei in der Preisbildung, Großhandel und Apotheken sind reguliert.

Deutsche Apotheken können sich also nicht auf einem „freien Markt" tummeln nach dem Motto: Verkauft jemand irgendwo auf der Welt ganz billig irgendwelche Antibiotika? Da nehme ich mal 500 Packungen, die bringe ich schon an den Mann. Ausländische Arzneimittel dürfen wir nur beziehen, wenn es für die Behandlung eines Patienten kein deutsches Arzneimittel gibt. Das dient der Gesundheit eines bestimmten Patienten und ist keinesfalls Schnäppchenjagd oder Gewinnmaximierung.

Für nicht rezeptpflichtige Arzneimittel wurde die Preisbindung 2004 aufgehoben. Seitdem gibt es unterschiedliche Preise und Vertriebsstrategien in den einzelnen Apotheken. Sie als Verbraucher werden seitdem mit Sonderangeboten aus

Apotheken konfrontiert. Sie erleben „Dauerniedrigpreise“ wie im Lebensmittelhandel, zeitlich begrenzte Sonderangebote und selbst unterschiedliche Preise zu unterschiedlichen Tageszeiten kommen manchmal vor.

Oft handelt es sich bei diesen gebündelten Angeboten um einen „Gemischtwarenladen“. Dort werden „echte“ Arzneimittel angeboten, aber auch Kosmetik und Nahrungsergänzungsmittel, sozusagen alles aus einem Topf. Das Arzneimittel wird in diesem Zusammenhang verharmlost als ganz normale Ware. Selbst wenn alles dafür getan wird, Arzneimittel harmlos daherkommen zu lassen – sie sind es nicht. Sie sollen aber offensichtlich dazu gemacht werden. Und hier stellt sich wieder die Frage: Wem nützt es? Dem Apotheker nur, wenn er große Mengen verkauft, und dafür kann er ja Einiges tun, besonders über den Preis. Aber das könnte ein Warenautomat auch. Der Hersteller ist ebenfalls erfreut, wenn sich seine Ware gut verkauft, und er unterstützt das erfolgreich mit Werbung. Ob es Ihnen als Verbraucher nützt, kann nicht so einfach beantwortet werden.

Nützt „billig“ oder „frei verkäuflich“ der Gesundheit des einzelnen Konsumenten? Sicher nicht in jedem Fall. Wenn es wirksame und billige Arzneimittel zu kaufen gibt, ist die Versuchung zur Selbstbehandlung groß. In vielen Fällen hat eine solche Selbstbehandlung Erfolg, das ist nicht zu bestreiten. Es gibt aber auch genügend Beispiele dafür, dass für die Selbstbehandlung die falschen Arzneimittel ausgesucht werden, möglicherweise die, die besonders billig sind oder stark beworben werden.

Das Gespräch in der Apotheke läuft dann folgendermaßen:

> Kunde: ich hätte gern drei Packungen meines Schmerzmittels, das ich immer kaufe.
> Apotheker: Wieso denn drei Packungen, was fehlt Ihnen denn?

Kunde: Ich brauche drei Packungen, weil ich immer drei Tabletten auf einmal nehme, sonst helfen die nicht gegen meine Kopfschmerzen.
Apotheker: Dann versuchen Sie es doch einmal mit einem anderen Präparat, das wahrscheinlich besser hilft, oder lassen Sie sich einmal von einem Arzt untersuchen.
Kunde: Sie wollen mir die anderen Tabletten doch nur verkaufen, weil Sie daran mehr verdienen. Und beim Arzt war ich schon. Für die Tabletten, die der mir verschrieben hat, zahle ich zehn Euro Rezeptgebühr. Nicht mit mir. Da bleibe ich doch lieber bei „meinen" Tabletten.

Dieses Gespräch hat wirklich stattgefunden. Allerdings sind die meisten Kunden einsichtiger.

Ein anderes Problem ist, dass durch eine Selbstbehandlung, besonders mit Schmerzmitteln, das Erkennen einer ernsten Erkrankung lange verschleiert werden kann. Auch dafür ein Beispiel aus der Wirklichkeit:

Ein älterer Herr klagt über Rückenschmerzen, gegen die er ein sehr gut wirkendes Schmerzmittel in der Apotheke kauft. In der Apotheke ist er bekannt und es fällt auf, dass er in kurzer Zeit offensichtlich die Dosis stark erhöht hat. Deshalb bekommt er den Rat, einen Arzt aufzusuchen. Das lehnt er ab mit den Worten: „Bis ich einen Termin beim Arzt bekomme, bin ich tot. Aber ich kann mir die Tabletten ja in einer andern Apotheke holen, wenn ihr mir keine geben wollt."
Der Apotheker erfährt im Gespräch, dass der Mann keinen Hausarzt hat und seit fünf Jahren bei keinem Arzt mehr war. Kurzerhand vereinbart er für den nächsten Tag einen Termin für ihn bei einer Arztpraxis in der Nähe. Dabei wird festgestellt, dass die Rückenschmerzen von einer sehr ernsten Erkrankung, einer Entzündung der Bauchspeicheldrüse, verursacht wurden. Es wäre besser gewesen, wenn der Mann schon viel früher zum Arzt gegangen wäre.

Einzelfälle? Überhaupt nicht. Solche Gespräche gibt es in jeder Apotheke jeden Tag. Ein Apotheker ist ein guter Apotheker, wenn er merkt, wann ein Beratungsgespräch erforderlich ist, und wenn er es so führen kann, dass sich der Kunde beraten und nicht bevormundet fühlt. Das zu lernen ist gar nicht einfach.

Der Rat des Apothekers ist sozusagen die unsichtbare Hälfte der Ware Arzneimittel. Deshalb sind auch rezeptfrei erhältliche Arzneimittel nur in Apotheken zu kaufen. Für dieses Privileg müssen die Apotheker aber Einiges in Kauf nehmen. Hier die wichtigsten, aber längst nicht alle Vorschriften: Sie müssen qualifiziertes Personal beschäftigen, einen Nacht- und Notdienst flächendeckend gewährleisten, Arzneimittel für einzelne Patienten in der Apotheke herstellen und dafür spezielle Räume und alle Geräte bereithalten. Zusätzlich sind bei der Beschaffung und Abgabe von Arzneimitteln etliche Gesetze, Vorschriften und Krankenkassenverträge einzuhalten, die bei Ihnen als Kunde oftmals Unverständnis hervorrufen. Manche Patienten verstehen das als Schikane durch die Apotheker, das trifft aber nicht zu. Die Besonderheit der Ware Arzneimittel wird immer wieder öffentlich in Frage gestellt. Die Ausführungen sind regelmäßig verbunden mit der Frage: „Brauchen wir wirklich so viele Apotheken?“ Meine Antwort ist ein entschiedenes „kommt darauf an“. Sicher gibt es Menschen, die nur selten Arzneimittel brauchen. Ab und zu eine Schmerztablette und ein paar Medikamente für den Urlaub, das war es dann schon. Diese Kunden brauchen nicht unbedingt eine Apotheke in der Nähe. Sie halten die bei uns bestehende Apothekendichte für Luxus, den sie selbst nicht benötigen und den wirklich Kranken nicht gönnen, so kommt es mir manchmal vor. Aber vielleicht haben sie auch nie darüber nachgedacht, wie wichtig es sein kann, eine Apotheke in der Nähe zu haben. Die Patienten kommen mit einem Rezept vom Arzt in die Apotheke und holen ihre Arzneimittel. Alle Fragen zum Arzneimittel können gleich in der Apotheke beantwortet werden, und es gibt oft viele Fragen, ganz besonders, wenn neue Arzneimittel verordnet werden.

Ein Patient kann sich mit einer Diagnose und einem oder mehreren Arzneimitteln und den entsprechenden Beipackzetteln sehr alleingelassen fühlen. Für ihn ist der Apotheker in diesem Moment ein wichtiger Ansprechpartner, und das Gute daran ist, dass er ihn schnell und problemlos erreichen kann. Das Arzneimittel stellt also alles andere als eine „ganz normale“ Ware dar.

Apotheken leben nun mal vom Arzneimittelverkauf – und von einer Mischkalkulation. Bei manchen Arzneimitteln und manchen Patienten ist keine große Beratung erforderlich. Andere Patienten brauchen unseren ganzen Einsatz, zeitlich, logistisch, wissenschaftlich und emotional. Bezahlt werden wir über den Preis des Arzneimittels. Der ist – noch – für alle gleich. Wenn sich das ändert, könnte man das als teilweise Kündigung der Solidargemeinschaft ansehen. Es könnte verschiedene Klassen von Patienten geben, natürlich ohne dass das jemand zugibt. In der einen Klasse bekämen die Patienten Arzneimittel und die Krankenkassen Preisnachlässe. In der anderen bekämen sie persönlichen Kontakt, Zuwendung und Beratung. Dafür wären hier die Arzneimittel teurer oder die Beratung müsste extra bezahlt werden. Für mich ist das keine schöne Vorstellung.

Patienten schimpfen in der Apotheke schon mal über das System der Zuzahlung. Wer viele Arzneimittel einnehmen muss, ist finanziell stärker belastet und sieht das als Bestrafung an. Dabei kann er doch nichts dafür, dass er krank ist. Auf der anderen Seite sagen die Gesunden: „Ich kann auch nichts dafür, dass ein anderer krank ist. Warum soll ich mehr Beitrag zahlen, damit er keine Zuzahlung machen muss?“

Wie Sie sehen, gibt es mehr Fragen als Antworten. Lösungen, die von allen als gerecht empfunden werden, sind nicht in Sicht. Und wir Apotheker sind Heilberufler und Händler, wie gesagt, „sowohl als auch“ und „mal mehr, mal weniger“.

Es muss für alle reichen

Rabattverträge als Problemlöser?

Sie haben das sicher schon erlebt: In der Mittagspause gehen Sie in die Apotheke, um noch schnell die Tabletten zu holen, die der Arzt verordnet hat. Sie bekommen die Tabletten schon länger und die Apotheke hat sie vorrätig, weil Sie sie immer dort holen. Aber heute – Überraschung – wird daraus nichts, denn es gibt neue Rabattverträge. Das bedeutet, dass Ihre Krankenkasse ein Arzneimittel mit diesem Wirkstoff jetzt von einem anderen Hersteller billiger bekommt als von dem, der die ganze Zeit Ihr Arzneimittel geliefert hat. Die Apotheke muss sich auf die neue Situation erst einstellen, und ab morgen ist Ihr Medikament wieder vorrätig.

Arzneimittel sind für die Behandlung kranker Menschen unverzichtbar. Sie sind aber auch ein bedeutender Kostenfaktor für die Krankenkassen. Es wird oft so getan, als seien sie der größte Kostentreiber im Gesundheitssystem, doch das stimmt nicht. Die Ausgaben für Arzneimittel kommen erst an dritter Stelle nach den Ausgaben für Krankenhausbehandlungen und den Kosten der ambulanten ärztlichen Behandlungen. Es muss aber überall gespart werden, um die Beiträge für die Krankenversicherung nicht immer weiter steigen zu lassen. Dazu handeln die Krankenkassen schon seit Jahren mit den Arzneimittelherstellern Rabatte aus.

Deren Höhe wird allerdings streng geheim gehalten. Geheimhaltung heißt, dass weder der Arzt noch der Patient erfahren, was die Kasse für das Arzneimittel bezahlt, erst recht nicht die Öffentlichkeit und nicht einmal der Apotheker. Die Apotheken müssen aber mit den Kassen abrechnen. Wie geht das, ohne dass sie den Preis wissen? Sie schicken am Monatsende die Rezepte ein und möchten, dass die abgegebenen Arzneimittel bezahlt werden. Dazu drucken sie den im Computer vorgegebenen Preis auf das Rezept und bekommen diesen Betrag. Der ausgehandelte Rabatt wird den Kassen dann vom Hersteller erstattet. Da es um Geld geht, darf man annehmen, dass der Hersteller mit dem höchsten Rabattangebot den Zuschlag bekommt.

Für die Ärzte und auch für die Patienten ist das nicht unbedingt angenehm, denn die Krankenkassen haben damit ein deutliches Zeichen gesetzt. Der Arzt wird zwar nach wie vor ein Arzneimittel verordnen, das er für medizinisch sinnvoll hält; in der Apotheke wird aber das Medikament ausgeliefert, das die Krankenkasse für ökonomisch sinnvoll hält. Manchmal wäre eventuell ein anderes Medikament besser gewesen.

Es gibt, auch wenn der Wirkstoff feststeht, Besonderheiten, die der Arzt bei seiner Verordnung berücksichtigt. So kann es sein, dass der Patient an Schluckstörungen leidet und eher eine auflösbare Tablette braucht oder dass der Patient eine Tablette erhalten soll, die sich in Form und Farbe von seinen anderen unterscheidet. Das ist machbar und erleichtert besonders alten Menschen den Umgang mit Medikamenten erheblich.

Manche Patienten möchten auch gern die Tabletten weiter einnehmen, mit denen sie schon seit Jahren gute Erfahrungen gemacht haben. Und Zufriedenheit kann ebenso zum Erfolg einer Therapie beitragen wie Misstrauen zum Misserfolg. Gerade bei Tabletten sind nach meinen Erfahrungen die Patienten misstrauisch, wenn sie auf einmal andere als die gewohnten erhalten. Bei Tropfen, Salben und Zäpfchen fällt das nicht so ins Gewicht. Allerdings sind Tabletten und Kapseln auch die meistverordneten Arzneiformen, und es gibt sie in sehr vielen Farben Formen und Größen.

Sie merken schon: Tabletten verschrieben bekommen ist das eine, die Therapie erfolgreich durchführen kann etwas ganz anderes sein. Wenn beim Patienten das Vertrauen in die Medikation verloren geht und in der Folge das Vertrauen zu seinem Arzt, ist die Therapie gefährdet. Das nehmen die Krankenkassen in Kauf, wenn sie Rabattverträge abschließen. Dabei bleibt es uns in der Apotheke überlassen, den Patienten zu erklären, dass das ganz anders aussehende Medikament sicher genauso wirkt wie das, was sie vorher bekommen haben – oft keine leichte Aufgabe.

Es gibt Ausnahmefälle, in denen wir uns über die Rabattverträge hinwegsetzen dürfen. Natürlich nur, wenn wir das sowohl elektronisch lesbar als auch handschriftlich auf dem Rezept dokumentieren, bevor wir es bei der Kasse einreichen. Zwei Beispiele: Wenn ein Patient eine Allergie gegen einen der Hilfsstoffe im Arzneimittel hat, dürfen wir ein Mittel abgeben, in dem dieser Stoff nicht enthalten ist. Der Wirkstoff muss natürlich derselbe sein. Oder wenn ein Arzneimittel für eine akute Erkrankung sofort gebraucht wird, aber erst bestellt werden müsste. Dann dürfen wir etwas abgeben, das bei uns in der Schublade liegt. Insofern ist der „Schubladenzieher“ manchmal doch nicht zu verachten.

Der Arzt hat gleichfalls die Möglichkeit, vom Rabattvertrag abzuweichen. Er muss das auf dem Rezept dokumentieren, indem er ein Kreuz in ein vorgesehenes Kästchen setzt. Der Patient bekommt dann in der Apotheke exakt das Arzneimittel, das der Arzt verordnet hat.

Allerdings müssen sowohl der Arzt als auch die Apotheke damit rechnen, dass die Medikation von der Kasse trotzdem nicht bezahlt wird – nämlich dann, wenn sie die Rabattverträge nach Meinung der Krankenkassen zu häufig ignoriert haben oder die Dokumentation nicht korrekt war. Somit bleibt das ein bisschen riskant.

Kompliziert wird die Situation dadurch, dass Rabattverträge häufig wechseln. Es genügt also nicht, dass der Patient sich einmal an ein anders aussehendes Arzneimittel mit einem anderen Namen gewöhnt, sondern das wird für ihn zur Daueraufgabe. Und bei Menschen, die mehrere Arzneimittel lange Zeit einnehmen, kann das ziemlich kompliziert werden.

Die Krankenkassen begründen den Abschluss von Rabattverträgen mit dem Sparzwang, dem sie unterliegen. Das sieht ein vernünftiger Patient ja noch ein, wenn man es ihm richtig erklärt. Andererseits tun die Kassen alles dafür, die wirklich gezahlten Preise, die Neben- und Folgekosten der Verträge und die eingesparten Beträge geheim zu halten. Warum tun sie das, wenn es so ein Erfolgsmodell ist? Darüber zu reden wäre doch eine gute Werbung für Krankenkassen. Verheimlichen erzeugt dagegen tiefes Misstrauen.

In letzter Zeit wird von Einsparungen von etwa drei Milliarden Euro pro Jahr berichtet, die alle Krankenkassen zusammen durch die Rabattverträge erzielt hätten. Allerdings wird immer noch nicht offengelegt, wie die Rechnung im Einzelnen zustande kommt. Die verschiedenen Arzneimittel mit dem gleichen Wirkstoff haben unterschiedliche Preise, auch bei gleicher Packungsgröße. Wenn man das Präparat mit dem höchsten Preis mit dem billigsten rabattierten Produkt vergleicht, errechnet man sehr viel höhere Einsparungen, als wenn man die Durchschnittspreise aus beiden Gruppen vergleicht. Die zweite Variante ist wahrscheinlich realistischer. Aber wie gesagt, wir erfahren nicht, wie gerechnet wurde.

Durch die Rabattverträge entstehen den Krankenkassen auch Kosten. Wir erleben in der Apotheke regelmäßig, dass Patienten glauben, plötzlich ein neues Arzneimittel zu bekommen. Sie nehmen dann sowohl von dem „alten" Mittel als auch von dem neuen jeweils eine Dosis ein. Das kann durchaus einmal zu einem Krankenhausaufenthalt führen, der für die Kassen ziemlich teuer ist. Der umgekehrte Fall, dass Patienten die angebrochene „alte" Packung wegwerfen und mit der „neuen" weitermachen, kommt ebenfalls vor. Das kostet die Krankenkasse ebenfalls Geld. Ist das alles bei der Berechnung der Einsparungen berücksichtigt? Wir wissen es nicht.

Man muss allerdings auch sagen, dass sich die meisten Patienten mit den Jahren an die Rabattverträge gewöhnt haben. In der Apotheke sieht das dann so aus, dass ein großer Teil der

Patienten sich das Arzneimittel geben lässt, uns noch einmal eindringlich fragt, ob es wirklich das gleiche enthält wie das vorherige, und dann nicht mehr weiter diskutiert. Ein kleinerer Teil kommt vom Arzt in die Apotheke, wedelt fröhlich mit seinem Rezept und ruft: „Ich liebe Überraschungen, was schlucke ich denn diesmal?“ Und ein ebenfalls kleinerer Teil bittet uns, das Rezept als Privatrezept zu behandeln. Das heißt, er bekommt genau das Mittel, das der Arzt verordnet hat, bezahlt aber den ganzen Betrag selbst und behält das quittierte Rezept, das bekommt die Krankenkasse nie zu sehen.

Überfordert sind manchmal Menschen, die mehrere Arzneimittel über längere Zeit einnehmen müssen, also chronisch Kranke. Sie erkennen ihre Arzneimittel an der Form und an der Farbe. Oft sortieren sie sich ihre Tages- oder Wochenportionen in Dosierkästen. Dabei merken sie sich wahrscheinlich nicht die Namen wie Amlodipinbesilat, Novaminsulfon oder Fluoxetinhydrochlorid, sondern eine weiße runde, eine weiße längliche und eine hellblaue Tablette. Wenn sie auf einmal anders aussehen oder alle klein, rund und weiß sind, kann das schon zu Irrtümern führen. Mit der Zeit und ein bisschen Hilfe gewöhnen sie sich daran. Aber dann kommt der nächste Rabattvertrag, und alles ist wieder ganz anders. Rabattverträge tragen vielleicht zu Einsparungen bei den Krankenkassen bei, zur Sicherheit der Arzneimitteltherapie aber nicht.

Was viele Patienten gern hätten, nämlich in der Apotheke auf das Rezept aufzuzahlen, um ihr gewohntes Arzneimittel zu bekommen, ist in diesem System nicht vorgesehen. Es geht ja auch nicht, weil wegen der Geheimhaltung der Rabatte niemand weiß, welchen Preis die Kassen letztlich zahlen. Wir können also gar keine Aufzahlung ermitteln.

Nach meinen Erfahrungen ist bei so gut wie allen Patienten nach einiger Zeit eine gewisse Gleichgültigkeit gegenüber ihrer Arzneitherapie zu beobachten. Sie selbst können die Arzneimittel meist nicht kompetent beurteilen, sondern verlassen sich auf Arzt und Apotheker. Da erfahren sie, dass diese auch nicht frei in ihren Entscheidungen sind: Sie müssen die Vorschriften der Krankenkassen befolgen. Noch schlimmer ist allerdings die Erfahrung, dass der Mensch nicht als Patient wichtig ist. Nicht einmal seine Krankheit erfährt die meiste Beachtung, sondern es zählen vorrangig die Kosten der Behandlung. Der Preis des Arzneimittels steht ganz im Vordergrund, und dann kommt lange nichts. Das ist keine gute Voraussetzung, einen Patienten davon zu überzeugen, dass er die beste Therapie bekommt. Es motiviert ihn auch nicht dazu, durch pünktliche Einnahme der Arzneimittel zum Therapieerfolg beizutragen.

Wie gesagt, man gewöhnt sich daran. Das ist auch das Kalkül der Krankenkassen. Allerdings steht zu befürchten, dass diese relative Ruhe nicht allzu lange anhält. Die Kassen werden nach neuen Einsparmöglichkeiten suchen. Lassen wir uns überraschen.

Die Einführung der Rabattverträge, die ja letztlich bedeuten, dass nicht mehr der behandelnde Arzt die Arzneimittel aussucht, sondern die Krankenkasse, hat noch eine Auswirkung auf unser vertrautes Gesundheitssystem: Sie lässt an einen geplanten Systemwechsel denken.

Bevor es die Rabattverträgen gab, verordnete der Arzt nach dem persönlichen Kontakt mit dem Patienten ein Arzneimittel zur Behandlung der festgestellten Krankheit. Die Wahl des Arzneimittels erfolgte aus fachlichen und ethischen Erwägungen, wenn nötig unter Berücksichtigung der Lebensumstände des Patienten. Das war ein wichtiger Baustein zur Entwicklung des Vertrauensverhältnisses Arzt–Patient, das wir immer für eine wesentliche Grundlage einer erfolgreichen Behandlung gehalten haben. Dem Apotheker war es streng verboten, dieses Vertrauensverhältnis zu stören, etwa indem er Kritik an einem verordneten Arzneimittel anbrachte, wenn der Patient das Rezept vorlegte.

Durch die Rabattverträge wird dem Patienten nun etwas ganz anderes vermittelt, etwa dies: „Der Arzt kann gerade mal verordnen, was er will. Du Patient schluckst das, was die Krankenkasse für dich ausgesucht hat. Der Apotheker gibt dir schon das Richtige. Wir kennen dich zwar nicht persönlich, das ist aber auch nicht erforderlich. Aus der Diagnose ergibt sich, dass dieses Mittel helfen wird. Wir sind schließlich Krankenkassen und für Krankheiten zuständig. Unsere wichtigste Aufgabe ist es, uns um die Finanzierung zu kümmern, das ist im Interesse des Patienten, alles andere ist dem nachgeordnet.“ Das ist die Botschaft.

Wollen wir uns an den Gedanken gewöhnen, dass die Rabattverträge der Anfang einer Zuteilungsmedizin sind ohne Berücksichtigung individueller Bedürfnisse, jedenfalls für Kassenpatienten? Oder haben wir schon resigniert? Machen wir es lieber wie viele andere, wenden uns von der Reparaturmedizin ab und gehen zur ganzheitlichen Behandlung zum Homöopathen? Haben wir eine Wahl?

Es gäbe für die Kassen auch andere Sparmodelle, zum Beispiel dass sie für bestimmte Arzneimittel nur einen Sockelbetrag zahlen. Wer ein teureres Arzneimittel haben will, muss die Differenz aus eigener Tasche zahlen. Das Modell wurde schon oft vorgeschlagen, hatte politisch allerdings keine Chance. Warum? Vielleicht sollen wir gar nicht mehr überlegen, wie viel Eigenverantwortung wir noch wahrnehmen wollen. Wir haben als Krankenversicherung einen Verwaltungsapparat, der nicht nur unsere Beiträge verwaltet, sondern gerade beginnt, uns mit zu verwalten. Gleichzeitig sollen wir aber zum „mündigen Patienten“ werden!

Probleme mit der Lieferung? Wir können nichts dafür

Da wird der Schubladenzieher zum Problemlöser

Die Situation: Sie gehen mit einem Rezept in die Apotheke und möchten ein Arzneimittel holen. Das kann ganz einfach sein: Sie geben das Rezept ab, der Apotheker holt das Mittel aus seinem Fach und gibt es Ihnen – und wenn Sie Glück haben, brauchen Sie nicht einmal Rezeptgebühr zu bezahlen. Manchmal ist es aber auch kein bisschen einfach, sondern nur frustrierend, nicht nur für Sie, sondern ebenso für uns in der Apotheke.

Das fängt eventuell schon damit an, dass das Rezept zu alt ist. Es bleibt nur vier Wochen gültig, danach wird es von den Krankenkassen nicht mehr bezahlt. Patienten müssen das Mittel dann selbst bezahlen oder sich ein neues Rezept holen. Das ist für Sie ärgerlich, für uns, und der Arzt freut sich auch nicht darüber. Andererseits ist es verständlich. Warum lässt sich jemand ein Arzneimittel verschreiben, wenn er es in absehbarer Zeit gar nicht braucht?

Aber es gibt noch andere Fallstricke: Der Arzt hat zwei Packungen desselben Arzneimittels verordnet, weil Sie in Urlaub fahren wollen. Das bezahlt die Kasse nur, wenn der Arzt bestimmte Vermerke auf dem Rezept gemacht hat. Notfalls müssen Sie zurück in die Arztpraxis, damit das ergänzt wird. Der Apotheker darf es nicht ergänzen, auch nicht nach Rücksprache mit dem Arzt.

Es kann sein, dass auf dem Rezept ein Arzneimittel und ein Hilfsmittel stehen, zum Beispiel Schmerztabletten und Krankenunterlagen; dann bezahlt uns die Krankenkasse das Rezept ebenfalls nicht. Wir müssen die Krankenunterlagen durchstreichen, damit wir das Arzneimittel abrechnen können. Sie müssen sich in diesem Fall eben ein neues Rezept für die Krankenunterlagen holen.

Gelegentlich vergisst der Arzt, ein Rezept zu unterschreiben. Auch dieses Rezept wird von der Kasse nicht bezahlt, selbst wenn der Arzt in einem Telefonat die Echtheit bestätigt. Sie müssen dann wieder hingehen und die Unterschrift holen.

Das sind nur wenige Beispiele für Vorschriften, mit denen wir täglich kämpfen. Und glauben Sie mir: Das macht uns genauso viel Ärger und Umstände wie Ihnen. Allerdings sind das Fälle, die in der Apotheke zwar häufig vorkommen, aber für den jeweiligen Patienten eher selten.

Und noch etwas sorgt sowohl in den Apotheken als auch bei den Patienten für Aufregung und Ärger: Lieferengpässe.

Ihr vom Arzt verordnetes Arzneimittel ist in der Apotheke nicht vorrätig. Das kennen Sie schon und bitten um Bestellung. Leider müssen wir Ihnen in letzter Zeit oft sagen, dass wir es im Moment gar nicht bekommen können, jedenfalls nicht von dem Großhandel, der uns mehrmals täglich Medikamente liefert.

Wir rufen den Hersteller an und dann gibt es mehrere Möglichkeiten: Manchmal schickt es uns dieser direkt zu, meistens teilt er mit, dass das Mittel gerade nicht zu bekommen ist. Manchmal nennt er auch ein Datum, ab dem es wieder geliefert werden kann. Die Erfahrung zeigt allerdings, dass das nicht immer zuverlässig ist. Wir in der Apotheke können nichts dafür, müssen uns aber mit den verärgerten Patienten auseinandersetzen, die eine Erklärung haben wollen.

Es gibt viele Gründe für die Nichtlieferung, doch die werden uns nur sehr selten mitgeteilt. In manchen Fällen gibt es Ausweichmöglichkeiten, zum Beispiel ein gleiches Präparat von einem anderen Hersteller oder zwei kleine Packungen statt einer großen. Das müssen wir aber nicht nur dem Patienten erklären, sondern auch der jeweiligen Krankenkasse. Diese glaubt uns nur nach einer entsprechenden sehr zeitraubenden

Dokumentation. Das heißt, wir müssen tagesaktuell schriftliche Belege von den Produzenten anfordern, sammeln und vorlegen können.

Ein Grund für Nichtlieferung ist Arzneistoffmangel. Der Arzneistoff, der verarbeitet werden soll, ist auf dem Weltmarkt gerade nicht zu bekommen. Ja, Sie haben richtig gelesen: Ein Arzneimittelhersteller stellt den Wirkstoff nicht unbedingt selbst her. Er kauft ihn ein, wie ein Autohersteller seine Reifen oder Motoren einkauft. Für manche Arzneistoffe gibt es weltweit nur noch einen oder zwei Hersteller, und die haben ihren Sitz meist nicht in Deutschland oder Europa – zu teuer. Wir sind da in eine sehr große Abhängigkeit geraten. Wenn die Wirkstoffhersteller nicht liefern können, schlägt das auf alle Firmen durch, die daraus Arzneimittel herstellen. In der Regel sind dies Medikamente, die häufig gebraucht werden, wie Schmerz- und Blutdruckmittel, aber auch Antibiotika und viele andere.

Es gibt noch andere Gründe, die die Produktion verzögern oder stoppen. Manchmal ist gar nicht der fehlende Wirkstoff schuld an der Verzögerung, sondern ein fehlender Hilfsstoff oder Defekte an der Fertigungsanlage. Es kann auch Probleme bei den Firmen geben, die die Verpackungen herstellen oder die Beipackzettel drucken. Der Effekt ist derselbe, das Arzneimittel kann nicht geliefert werden.

Außerdem kommt es gar nicht selten vor, dass erst nach der Fertigstellung eines Arzneimittels Qualitätsmängel entdeckt werden. Dann werden die Packungen, die bereits ausgeliefert sind, zurückgerufen. Sie dürfen nicht mehr verkauft werden. Der Vorfall wird untersucht, und erst danach kann die Firma mit der Produktion neuer Ware beginnen. Andere Gründe sind Produktionsausfall wegen technischer Störungen an den Maschinen oder andere unvorhersehbare Störungen in den Produktionsstätten.

Der Mangel an bestimmten Arzneimitteln muss aber nicht immer an der eingeschränkten Produktion liegen. Manchmal steigt der Verbrauch unerwartet an, weil es eine Epidemie gibt. Das kann alle Planung über den Haufen werfen, ganz besonders, wenn es sich um Impfstoffe handelt. Deren Produktion dauert besonders lange, bei Kombinationsimpfstoffen etwa 12 bis 26 Monate. Doch auch „normale" Arzneimittel können nicht innerhalb weniger Tage produziert werden, wenn es nicht geplant war. Letztlich kann oder will es sich niemand leisten, Überkapazitäten zu schaffen, die solche Probleme gar nicht erst entstehen lassen würden.

Verschärft wird das Problem auf dem deutschen Markt durch die Rabattverträge zwischen Krankenkassen und Herstellern. Wenn ein Hersteller den Zuschlag bekommt, muss er schlagartig seine Produktion vervielfachen. Dazu reichen oft die Kapazitäten nicht. Erhält nach einiger Zeit ein anderer Hersteller den Zuschlag, sitzt der erste auf einem Berg von Arzneimitteln, die wir in der Apotheke nicht mehr zu Lasten der Krankenkasse abgeben dürfen. Der Nachfolger kann aber (noch) nicht liefern, weil er seine Produktion nicht von einem auf den anderen Tag hochfahren kann.

Ein Teil der Probleme lässt sich in der Apotheke lösen. Wir können oft auf gleiche oder ähnliche Arzneimittel anderer Hersteller ausweichen oder den Arzt bitten, ein Medikament mit einem anderen Wirkstoff zu verschreiben. Allerdings erfordert das ziemlich viel Mühe, Telefonate und Dokumentation für uns – und Warten für Sie.

Richtig problematisch wird es aber, wenn lebensnotwendige Arzneimittel, zum Beispiel für Krebskranke, Organtransplantierte oder stark immungeschwächte Patienten, nicht geliefert werden. In diesen Fällen ist ein Ausweichen auf andere Präparate oft nicht möglich, weil es keine anderen gibt. Die Präparate sind sehr teuer, die Produktion ist aufwendig und störanfällig, da kann schon mal eine Lücke entstehen. Dann stellt sich unter anderem die Frage, wer die wenigen eventuell noch verfügbaren Packungen aus den Beständen des Herstellers bekommt. Anders gesagt: wessen Leben gerettet wird. Und wer entscheidet das?

In solchen Fällen wird gern nach der Politik gerufen. Aber was soll sie tun? Hersteller zu einer Produktion zwingen, bei der sie nichts verdienen? Das müsste bezahlt werden. Hersteller zu einer Vorratslagerhaltung verpflichten, um Engpässe zu überbrücken, das geht vielleicht, aber auch das muss jemand bezahlen.

Doch das Problem wäre damit nicht gelöst, denn die Krankenkassen werden immer versuchen, möglichst wenig zu bezahlen. Das bedeutet für uns, dass die Produkte dann bevorzugt in Länder geliefert werden, die höhere Preise zahlen. Daran muss man nicht unbedingt den Herstellern die Schuld geben. Genauso wie ein Händler Zucker oder Kaffee in einem Niedrigpreisland kaufen und woanders wieder verkaufen kann, geht das mit Arzneimitteln. Deutschland ist nämlich nicht das Land mit den durchgehend höchsten Arzneimittelpreisen, auch wenn sich diese Ansicht hartnäckig hält. Immer wieder wird gefordert, dass der Arzneimittelmarkt ein ganz „normaler" Markt sein soll, dann würde alles billiger. Das weiß doch angeblich jeder.

Wenn der Preisdruck zunimmt, steigen Hersteller auch ganz aus der Produktion aus. Dann müssen für Patienten andere Therapiestrategien entwickelt werden. Das ist mit Kosten und Rückschlägen verbunden. Wirkliche Lösungsansätze sind nicht in Sicht. Allerdings werden mittlerweile Listen von nicht lieferbaren Arzneimitteln unter Angabe der Gründe und der möglichen Folgen für die Patienten veröffentlicht. Dazu gibt es auch Vorschläge für Alternativen. Damit wird Transparenz hergestellt. Aber ihr Arzneimittel haben die Patienten trotzdem nicht.

Es ist gefährlich, auf der einen Seite zu sagen, dass Arzneimittel Waren wie alle anderen seien und nach denselben Kriterien vermarktet werden müssten, und auf der anderen Seite zu fordern, Hersteller und Vertreiber müssten sich ihrer besonderen moralischen Verantwortung bewusst sein. Wenn sie zum Vorteil des Patienten handeln, handeln sie in vielen Fällen gegen ihre eigenen finanziellen Interessen. Es ist klar, dass dafür ein Ausgleich geschaffen werden muss, und das ist eine gesamtgesellschaftliche Aufgabe. Jedenfalls darf es nicht sein, dass wichtige Arzneimittel nicht mehr erhältlich sind, weil sie zu Niedrigstpreisen niemand mehr herstellt, und dass auf der anderen Seite lebenswichtige Arzneimittel nur noch zu Höchstpreisen dorthin geliefert werden, wo man willens ist, sie zu bezahlen.

Es ist Aufgabe der Politik, hier regulierend einzugreifen. Dass es keine zufriedenstellende Lösung für alle Seiten gibt, hat sich in den letzten Jahren immer wieder gezeigt. Einen einheitlichen Arzneimittelpreis für alle rezeptpflichtigen Arzneimittel festzusetzen war übrigens eine der besten Maßnahmen in dem Zusammenhang. Bei einem einheitlichen Preis, mindestens in Europa, hätten wir einige Probleme weniger.

Sie kennen doch fast alle die Straßenverkäufer, die Schirme anbieten mit dem Preisschild „Schirme 10 Euro, bei Regen 15 Euro“. Wollen wir das für Arzneimittel? Grippemittel 9,95 Euro, bei Grippe 25 Euro, bei Epidemien 39,95 Euro, in Gegenden mit nur einer Apotheke 50 Euro, weitere Angebote auf dem Schwarzmarkt. Die Krankenkasse bezahlt 8 Euro, den Rest der Patient. Nicht wirklich, oder?

Sind Sie ein mündiger Patient?

Welche Vorstellung haben Sie von „Gesundheit“?

Nehmen wir einmal an, dass Sie sich nicht wohl fühlen und zum Arzt gehen. Er stellt Ihnen verschiedene Fragen, macht eine körperliche Untersuchung und schickt eine Blutprobe ins Labor. Nach zwei Tagen bekommen Sie die Diagnose: Ihr Blutdruck ist zu hoch, Ihre Blutfettwerte auch, und Sie haben Übergewicht. Behandlungsvorschlag: Zwei Tabletten täglich, eine gegen den Bluthochdruck und eine zum Senken der Blutfettwerte, dazu ein Diätplan zum Abnehmen.

Nach einem kurzen Gespräch mit dem Arzt nehmen Sie die Therapie in Angriff. Sie nehmen täglich pünktlich die beiden Tabletten, halten sich konsequent an den Diätplan, und als Zugabe bewegen Sie sich mehr.

Das funktioniert, weil Sie Vertrauen zu Ihrem Arzt haben, weil Sie verständliche Informationen zu Ihrer Krankheit erhalten haben und weil das Ziel mit vertretbarem Aufwand in absehbarer Zeit erreichbar scheint. Es gehört heute schon zur Allgemeinbildung, etwas über die Krankheiten Bluthochdruck und hohe Blutfettwerte zu wissen. Die Risiken des Übergewichts sind auch bekannt.

Sie hatten die ganze Zeit das Gefühl, sich „auf Augenhöhe“ mit Ihrem Arzt über die Behandlung zu unterhalten. Vielleicht haben Sie im Gespräch auch noch gesagt, dass Sie ein bestimmtes Mittel auf keinen Fall haben möchten, weil ein Bekannter damit schlechte Erfahrungen gemacht hat. Der Arzt hatte für Sie aber sowieso einen anderen Vorschlag und hat Ihnen das auch erklärt. Sicherheitshalber haben Sie sich in der Apotheke nochmal über die Wirkungen – und vor allem Nebenwirkungen – der Tabletten informiert. Dann haben Sie die Therapie eisern durchgehalten und die Werte haben sich verbessert.

Damit sind Sie nicht nur ein vorbildlicher Patient, sondern haben auch wesentliche Eigenschaften des so genannten mündigen Patienten. Gesundheitsexperten stellen sich den mündigen Patienten als einen Kranken vor, der über Krankheitsbilder, Behandlungen und Kosten gut informiert ist. Deshalb kann er über die für ihn richtige Therapie entscheiden oder mindestens mitentscheiden. Eine endgültige Definition des Begriffes existiert noch nicht. Es wird gefordert, dass er mehr Eigenverantwortung zeigen soll, er soll als souveräner Verbraucher auftreten, aber auch mehr finanzielle Verantwortung übernehmen.

Ich denke, wir können davon ausgehen, dass ein Mensch, der nie krank war, nicht über viele Informationen über Krankheitsbilder und Behandlungen verfügt. Allerdings hat er heute leichteren Zugang zu solchen Informationen als früher. Viele Informationen bekommt er auch einfach aufgedrängt. Für Arzneimittel und Gesundheitsprodukte, aber auch für medizinische Behandlungen und Operationen wird regelmäßig in den Medien geworben. Daneben gibt es auffallend häufig sachliche Berichterstattung. Sie scheint auf breites Interesse zu stoßen und die Auflagen zu erhöhen.

Man kann daraus schließen, dass Menschen sich informieren wollen für den Fall, dass sie Patienten werden. Diese Möglichkeiten gibt es noch gar nicht lange. Bis Mitte des 20. Jahrhunderts war ein Patient ziemlich uninformiert in Bezug auf seine Krankheit. Wir nennen das heute den unmündigen oder bevormundeten Patienten. Medizinisches Wissen war unter Laien nicht weit verbreitet. Der Arzt stellte die Diagnose und ordnete die Behandlung an. Der Patient befolgte die Ratschläge und nahm die verordneten Arzneimittel ein. So jedenfalls die offizielle Version. Renitente Patienten kannte man allerdings schon immer. Es gab durchaus Patienten, die die „bittere Medizin“ nicht einnahmen. Manche überlebten.

Man darf sich die Behandlung mit Arzneimitteln nicht so vorstellen wie heute. Für viele Krankheiten existierten vor 50 Jahren überhaupt keine geeigneten Medikamente, ganz besonders für verschiedene Krebskrankheiten. Aber auch die eingangs erwähnten Krankheiten, hoher Blutdruck und hohe Blutfettwerte, waren mit Arzneimitteln nicht befriedigend zu behandeln, weil es die Mittel von heute damals noch nicht gab. Für jüngere Menschen ist das oft gar nicht vorstellbar.

Eine Behandlung bestand früher aus Operation – wenn möglich – und Arzneibehandlung, wenn es entsprechende Arzneimittel gab; ansonsten Schonung, Ruhe, Diät und Vertrauen auf die Natur. Heute würde man Selbstheilungskräfte sagen. Zur Schonung gehörte auch, dass man dem Patienten schwere Diagnosen gar nicht mitteilte. Man glaubte, das sei besser für ihn.

Das änderte sich allmählich um 1970. In den USA wurde begonnen, die Patienten über die Krankheit, die Behandlung und die Erfolgsaussichten zu informieren und sie in die Entscheidungen einzubeziehen. Dieses Vorgehen breitete sich nach Europa aus. Bei den Arzneimitteln merkt man das besonders am Beipackzettel. Früher hatte man sich auf wenige Angaben bezüglich der Wirkung und der Inhaltsstoffe beschränkt, heute sind auch die Nebenwirkungen, Wechselwirkungen mit anderen Arzneimitteln, Kontraindikationen und Erste-Hilfe-Maßnahmen beschrieben. Jeder Patient hat damit Zugang zu diesen Informationen.

Bei der ärztlichen Behandlung war es ähnlich. Aufklärung, besonders vor Operationen, gewann immer mehr Bedeutung, ebenso die schriftliche Erklärung des Patienten, dass er einwilligt.

In den folgenden Jahren wünschte man sich den Patienten immer selbstbestimmter. Es verbreiteten sich die Begriffe „der informierter Patient“, „Patientenkompetenz“, „Patientenautonomie“. Eine verbindliche Definition für diese Begriffe gibt es übrigens nicht, aber jeder hat eine bestimmte Vorstellung davon. Von dem Patienten erwartet man dann

- das Übernehmen von Verantwortung bei der Krankheitsbewältigung,
- die Wahrung seiner Autonomie möglichst bis zur Ausstellung einer Patientenverfügung für den Fall, dass er nichts mehr entscheiden kann,
- eigene Zielvorstellungen zu verfolgen und in das Behandlungskonzept zu integrieren,
- die Behandlungsqualität durch seine Mitarbeit zu verbessern und damit für die Versicherungen Geld zu sparen.

Kurz gesagt: Er soll einen größtmöglichen eigenen Beitrag zur Bewältigung seiner Krankheit leisten. Damit ist auch ein finanzieller Beitrag gemeint. Das erleben Sie in der Apotheke täglich. Arzneimittel, die nicht rezeptpflichtig sind, müssen Sie selbst bezahlen; die Krankenkassen kommen nicht mehr dafür auf. Als mündiger Patient können Sie eine Krankheit bei sich feststellen, in der Apotheke ein passendes Arzneimittel kaufen und selbst dafür sorgen, dass Sie wieder gesund werden. Das ist praktisch für die Krankenkassen, denn es spart Kosten, und praktisch für Sie, denn es spart Terminvereinbarungen und Wartezeit beim Arzt.

In Ihren Eigendiagnosen können Sie auch unterstützt werden von vielen Apps, die Sie auf Ihr Smartphone laden können. Es verhält sich damit aber ähnlich wie bei der Arzneimittelbestellung im Internet: Der Markt ist sehr unübersichtlich. Für den Nutzer sind seriöse Anbieter nicht leicht von unseriösen zu unterscheiden. Auf der einen Seite können solche Apps sehr hilfreich sein, zum Beispiel wenn sie Ihren Blutdruck oder Blutzucker messen, die Werte sammeln und ein Profil erstellen, nach dem der Arzt die Behandlung optimieren kann. Wenn andererseits nur über eine App Diagnosen gestellt und gleichzeitig Behandlungsvorschläge gemacht werden ist schon Vorsicht angebracht.

Ihr Risiko: falsche Eigendiagnose gestellt, falsches Arzneimittel ausgesucht, viel Geld ausgegeben, kein Behandlungserfolg.

Ihre Chance: Fragen Sie beim Arzneimittelkauf den Apotheker. Er kann im persönlichen Gespräch oft noch korrigierend in Ihre Selbstbehandlung eingreifen. Gelegentlich etwa dadurch, dass er sagt: „Das kriegen Sie nicht hin und wir beide zusammen auch nicht. Gehen Sie zum Arzt."

Die Autonomie des Patienten wird übrigens nicht nur in der Selbstmedikation gefördert. Auch in die Behandlung mit ärztlich verordneten Arzneimitteln wird der Patient ganz praktisch einbezogen. So geben sich heute Diabetiker nicht nur ihre Insulinspritzen selbst, sondern bestimmen in vielen Fällen auch die Dosis, nachdem sie vorher den Blutzuckerwert gemessen haben. Bei Spritzen, die eine Thrombose verhindern sollen, wenn Patienten lange ruhig liegen müssen, ist es genauso. Das war früher undenkbar.

Es geht noch weiter. In den USA bekommen Menschen, die einen Gentest auf alle möglichen Krankheiten in Auftrag gegeben haben, demnächst in den meisten Fällen direkt das Ergebnis mitgeteilt. In Deutschland besteht dagegen der Arztvorbehalt noch vollständig. Das bedeutet, dass Sie zwar das Material, zum Beispiel eine Speichelprobe, einschicken und den Test bezahlen, das Ergebnis aber an einen Arzt geschickt wird, der es Ihnen dann mitteilt. Dafür gibt es gute Gründe. Vermutlich wird sich das allerdings auch bei uns irgendwann ändern, und derjenige, der den Test in Auftrag gegeben hat, erhält direkt das Ergebnis mitgeteilt. Ein solches Ergebnis Ihres Tests könnte sein, dass Ihr genetisches Muster die Entwicklung einer lebensbedrohlichen Krankheit mit einer Wahrscheinlichkeit von 70 Prozent erkennen lässt. Sie können sich dann überlegen, was Sie mit dieser Mitteilung anfangen, und sich dabei trotz aller Informationsmöglichkeiten ziemlich alleingelassen fühlen. Die meisten Menschen werden schnell merken, dass es ihnen an medizinischen Kenntnissen fehlt, dass sie die zugänglichen Informationen nicht bewerten können und dass sie in dieser Situation unbedingt fachliche Hilfe brauchen.

Hier stößt unser „mündiger Patient“ schnell an seine Grenzen. Einen Gesprächs- und Untersuchungstermin beim Arzt kann er nämlich nicht nach seinem eigenen Terminkalender planen, sondern muss warten, bis ihm ein Termin zugeteilt wird. Und über die Dringlichkeit befindet nicht er, sondern theoretisch der Arzt, aber den bekommt er ja gar nicht zu sprechen. Zum Schluss erhält er das Arzneimittel, das er zusammen mit dem Arzt für gut befunden hat, auch nicht, sondern das Rabattarzneimittel der Krankenkasse. Sie merken schon: So sehr Politik und Krankenkassen den mündigen Patienten herbeireden, die Wirklichkeit sieht immer noch anders aus. Es gibt etliche Hindernisse auf dem Weg zum mündigen Patienten.

Die Asymmetrie des Wissens zwischen Patienten und Heilberuflern besteht nach wie vor.

Viele Patienten sind sich nicht über ihre persönlichen Ziele im Klaren oder wechseln sie im Lauf der Erkrankung, auch mehrfach. Manche Patienten sind aus persönlichen Gründen gar nicht in der Lage, selbstständig weitreichende Entscheidungen zu treffen, erst recht nicht, wenn sie auch noch krank sind.

Gelegentlich wollen Patienten sich gar nicht umfassend informieren, danach diskutieren und selbstständig entscheiden. Diese Menschen sind oft Experten in ihrem Beruf und unterstellen das ebenso ihrem Arzt und Apotheker. Sie sehen gar keinen Grund, sich als Dilettanten auf medizinischem Gebiet hervorzutun. Das ist zu respektieren.

Wenn man das berücksichtigt, kann oder will gar nicht jeder Patient ein autonomer, informierter, kompetenter oder auch mündiger Patient sein. Am ehesten werden es Menschen schaffen, die über ausreichend Bildung, Interesse und finanzielle Mittel verfügen.

Aber es gibt daneben andere Patienten, zum Beispiel mit schweren körperlichen Behinderungen, psychischen Krankheiten in verschiedener Ausprägung, Bewusstseinsveränderungen, ungünstigen sozialen Verhältnissen. Dazu kommen noch die vielen Patienten mit Migrationshintergrund, die unsere Sprache nicht sprechen und ein ganz anderes Verständnis von Gesundheit haben als wir. Wollen wir die alle ausblenden bei den Visionen von einem Gesundheitssystem, in dessen Mittelpunkt der mündige Patient steht?

Politisch verordnet werden kann Mündigkeit auf jeden Fall nicht. Sie muss sich entwickeln und eine Voraussetzung dafür ist nicht zuletzt Information. Allerdings scheint es mir hier so ähnlich zu sein wie bei den Kampagnen gegen das Rauchen. Information, vielleicht verbunden mit finanziellen Belohnungen oder Strafen, könnte dazu führen, dass sich Erfolge einstellen, aber ganz, ganz langsam.

Zu erwarten ist, dass sich Patienten, Ärzte, Apotheker, Krankenkassen und Versicherungen auf ihre neuen Rollen einstellen und dass dem Patienten bei der Entscheidungsfindung mehr Raum gegeben wird. Etwa so, wie wir das heute in der Selbstmedikation leichterer Erkrankungen haben. Zu erwarten ist aber auch, dass es immer sehr kranke, hilfsbedürftige, alleingelassene und in dieser Situation nicht entscheidungsfähige Patienten geben wird. Um allen gerecht zu werden, müsste ein Gesundheitssystem der Zukunft eine viel größere Flexibilität und Transparenz aufweisen.

Trotzdem wird eine Empfehlung nicht so schnell überholt sein: „Fragen Sie Ihren Arzt oder Apotheker."

Wie könnte die Zukunft aussehen?

Außer unter Apothekern gibt es wahrscheinlich keine großen Diskussionen über die Apotheke der Zukunft. Allerdings lesen und hören wir viel darüber, wie man sich das Gesundheitswesen von morgen vorstellt und welche Beobachtungen von heute die Grundlagen der Visionen von morgen sind. Der Begriff Gesundheitswesen wird immer häufiger gleichgesetzt mit dem Begriff Gesundheitsmarkt. Und wenn das lange genug geschieht, werden wir uns irgendwann nicht mehr daran erinnern, dass es dabei einen Unterschied gibt.

Die Spekulationen um den Gesundheitsmarkt der Zukunft beschäftigen sich mit allem, was irgendwie mit Gesundheit zu tun hat. Es geht um Fragen wie: Welche Möglichkeiten gibt es? Welche Angebote sind sinnvoll? Wem nützt es? Was werden wir in Zukunft überhaupt unter Gesundheit verstehen? Was sind wir bereit dafür auszugeben? Muss es die beste Behandlung sein oder geht auch deutlich weniger, wenn es deutlich billiger ist? Wer entscheidet das in Zukunft? Alles begleitet von der Frage: Wer zahlt?

Ziemlich sicher ist, dass bei einer immer älter werdenden Bevölkerung bestimmte Krankheiten vermehrt auftreten, insbesondere Herz-Kreislauf-Probleme, Krebserkrankungen, Demenz und bestimmte psychische Störungen. Es handelt sich in allen Fällen um chronische Leiden. Außerdem könnten als Folge veränderter Essgewohnheiten und Bewegungsfaulheit die Fälle von Übergewicht und Diabetes zunehmen – mit allen Folgekrankheiten, die sich daraus ergeben. Möglicherweise werden auch Bakterien zum Problem, die gegen viele unserer bekannten Antibiotika resistent sind.

Heute sind das alles Fälle für Arzt und Apotheker. Aber wer weiß, ob es immer so bleibt. Wahrscheinlich könnten viele Krankheiten durch Prävention verhindert werden, das würde aber große Investitionen in Aufklärung und letztlich Bildung erfordern. Denkbar ist auch, dass in Zukunft ein verstärkter Einsatz von Medizintechnik, eventuell Gentechnik, einige Arzneimittel überflüssig macht. Lassen wir uns also überraschen.

Was auch eine große Rolle auf dem Gesundheitsmarkt der Zukunft spielen könnte, ist der gesellschaftliche Druck auf den einzelnen Menschen, gesund, leistungsfähig und attraktiv zu sein. Wenn er das nicht ist, wird ihm dafür die Verantwortung, um nicht zu sagen die Schuld, zugeschoben. Bei vielen könnte dann das Verlangen groß sein, sich mit Arzneimitteln und ärztlicher Hilfe in Bestform zu bringen. Das ist bereits jetzt ein vielversprechender und wachsender Markt, vor allem für Selbstzahler. Und er wird größer werden. Außer dem Pharmamarkt wird das auch den Lebensmittelmarkt herausfordern. Dabei wissen wir heute schon bei manchen Produkten nicht, ob sie als gutschmeckende Arzneimittel oder Lebensmittel mit arzneilicher Wirkung einzustufen sind. Der „mündige Verbraucher" wird gute Berater brauchen, um nicht übertherapiert zu werden.

Manche Zukunftsforscher gehen davon aus, dass der Trend zur personalisierten Therapie sich fortsetzen wird. Damit ist einerseits die personalisierte Medizin gemeint, nämlich die Auswahl bestimmter Arzneimittel, die der individuellen genetischen Ausstattung des Patienten angepasst sind. Sie kommen erst nach einem Gentest zum Einsatz. Man versteht aber andererseits auch darunter, dass dem Patienten ein größeres Mitspracherecht bei der Auswahl der Behandlung zukommt, zum Beispiel konsequente Ablehnung von Antibiotika. Wie weit das zu verantworten ist, muss mit dem behandelnden Arzt geklärt werden, dem dann mehr die Rolle des Beraters zukommt.

Das alles wird begleitet von der Digitalisierung des Gesundheitswesens. Auf Patientenseite ist das zunächst das überall verfügbare Internet, das endlos Informationen liefert. Der Patient wird aber oft nicht den Bezug zu seiner Krankheit herstellen können und braucht Beratung. Das ist eine große Herausforderung für die Gesundheitsberufe.

Es gibt heute schon am Körper getragene diagnostische Messgeräte und implantierbare Chips, die eine ständige Kontrolle des Gesundheitszustands außerhalb der Arztpraxis erlauben. Automaten können Daten erfassen, verrechnen und eine Änderung der Behandlung vorschlagen. Das bedeutet, dass Patienten weitgehend online betreut werden können, wenn man das denn will. Die Digitalisierung wird möglicherweise auch dazu führen, dass mehr und mehr Roboter oder humanoide Roboter Teile der Patientenbetreuung übernehmen.

Und was machen dann Arzt und Apotheker? Ich wage keine Prognose, aber ich habe eine Vorstellung. Wenn wir nur das einbeziehen, was ich bereits erwähnt habe, nämlich mehr Menschen mit chronischen Krankheiten, Selbstoptimierung bis an die Grenzen, Ausweitung der personalisierten Medizin, Digitalisierung und mehr Autonomie für Patienten, dann müssen unsere Rollen zum Teil neu definiert werden. Für die Apotheker heißt das, sich viel intensiver um die Arzneitherapie zu kümmern. Es ist damit zu rechnen, dass auch in Zukunft viele Patienten von verschiedenen Ärzten Arzneimittel verschrieben bekommen. Dazu werden sie sich selbst noch weitere kaufen, eventuell auch illegal beschaffen. Die Chancen sind hoch, dass daraus immer mal wieder ein gefährlicher Medikamentenmix entsteht. Das schreit geradezu nach Hilfe durch den Experten. Professionelle Begleitung durch den Apotheker bietet sich an, um die Arzneimitteltherapiesicherheit zu gewährleisten. Und da gibt es noch viel zu tun.

Soweit es sich um Arzneimittel handelt, die der Kunde selbst kauft, muss keine „Zwangsberatung" erfolgen, aber der Kunde muss in jedem Augenblick sicher sein, dass er einem Arzneimittelexperten gegenübersteht, dessen Aufgabe es ist, ihn vor Schäden durch Arzneimittel zu bewahren. Dazu braucht der Apotheker einfach Informationen, die er erfragen muss. Das ist keine Neugier, sondern Fürsorge. Für solche Gespräche haben manche Apotheker scheinbar eine natürliche Begabung, die anderen müssen es eben lernen. Genauso wie immer eine „sprechende Medizin“ gefordert wird, ist eine „beratende Pharmazie“ anzumahnen.

Im Fall der Beratung zu rezeptpflichtigen Arzneimitteln geht kein Weg daran vorbei, Patientendaten elektronisch zu sammeln und allen Berufsgruppen, die mit dem Patienten zu tun haben, den Zugriff zu ermöglichen. Davon sind wir in Deutschland noch weit entfernt, aber es gibt Länder, in denen das schon Standard ist. Der Nutzen für die Patienten liegt auf der Hand.

„Poly-Doctoring“ und „Poly-Pharmacy“ sind die englischen Begriffe für häufig anzutreffendes Patientenverhalten. Wenn die Daten dieser Patienten passwortgeschützt gespeichert wären, könnten die Patienten sie ihrem Arzt oder Apotheker zur Einsicht freigeben. Die hätten damit schnell einen Überblick über die eingenommenen Arzneimittel. Mögliche Nebenwirkungen und Wechselwirkungen, Dosierungsfehler, aber auch Doppelverordnungen durch verschiedene Ärzte könnten schnell aufgedeckt und beseitigt werden. Im Sinn der Patientensicherheit wär das ideal. Aber wir haben die Infrastruktur nicht und es ist fraglich, ob wir sie bald bekommen. Die Angst vor Transparenz und die Sorge um die Datensicherheit sind offenbar zu groß.

Wenn die professionelle Begleitung der Patienten bei der Arzneimittelanwendung eine Hauptaufgabe der Apotheker werden soll, gibt es für die Apotheke noch einiges zu lernen. Das muss gar nicht im Studium passieren. Vorstellbar ist eine ständige zertifizierte Fortbildung, um auch zu neuesten Arzneimitteln professionell beraten zu können. Weiterbildung in klinischer Pharmazie und auf dem großen Gebiet Kommunikation mit all seinen Facetten wäre außerdem nützlich.

Es ist vorstellbar, dass die so weitergebildeten Apotheker Tätigkeiten übernehmen, die ihnen in Deutschland noch nicht möglich sind, in anderen Ländern aber schon. So dürfen entsprechend weitergebildete Apotheker bestimmte Impfungen vornehmen. Die Vorteile liegen auf der Hand, zum Beispiel würden die Wartezeiten beim Arzt entfallen und der Impfstoff würde keine Wirkung verlieren, weil an irgendeiner Stelle bei der Impfstoffweitergabe Apotheke → Patient → Arzt → Patient die Kühlung nicht eingehalten wurde. Das könnte durchaus zu der gewünschten höheren Durchimpfungsrate der Bevölkerung beitragen.

Auch die Abgabe kleiner Mengen rezeptpflichtiger Medikamente ist in einigen Ländern erlaubt, natürlich nur nach entsprechender Qualifizierung der Apotheker und für sehr wenige Krankheiten. Patienten müssten dann zum Beispiel nicht am Wochenende zum ärztlichen Notdienst, um sich ein Rezept zu holen.

Allerdings könnte es die Apotheke in der Nähe in Zukunft vielleicht gar nicht mehr geben. Die Krankenkassen möchten nämlich nicht nur mit bestimmten Pharmafirmen, sondern auch mit bestimmten Apotheken Lieferverträge schließen. Der Patient kann dann seine Arzneimittel nur noch bei den Apotheken beziehen, die einen solchen Vertrag eingegangen sind. Diese könnten weiter weg sein und die Arzneimittel würden den Patienten dann auf dem Versandweg zugestellt. Die Beratung würde telefonisch oder schriftlich erfolgen, den Apotheker bekämen Sie nie zu sehen. Möglicherweise würden Ihnen die Medikamente auch durch Drohnen zugestellt und ein humanoider Roboter mit einem freundlichen Gesicht würde Ihre Fragen über einen Bildschirm beantworten. Die paar Apotheken, die es dann noch gäbe, würden agieren wie heute Privatpraxen von Ärzten. Sie würden die Menschen versorgen und beraten, die es sich leisten könnten.

Das gefällt Ihnen nicht? Mir auch nicht. Aber vielleicht kommt es ganz anders, es war ja nur eine Vision.